金沢医科大学

学生の自信と誇りを育む

勝田　省吾

序文に代えて

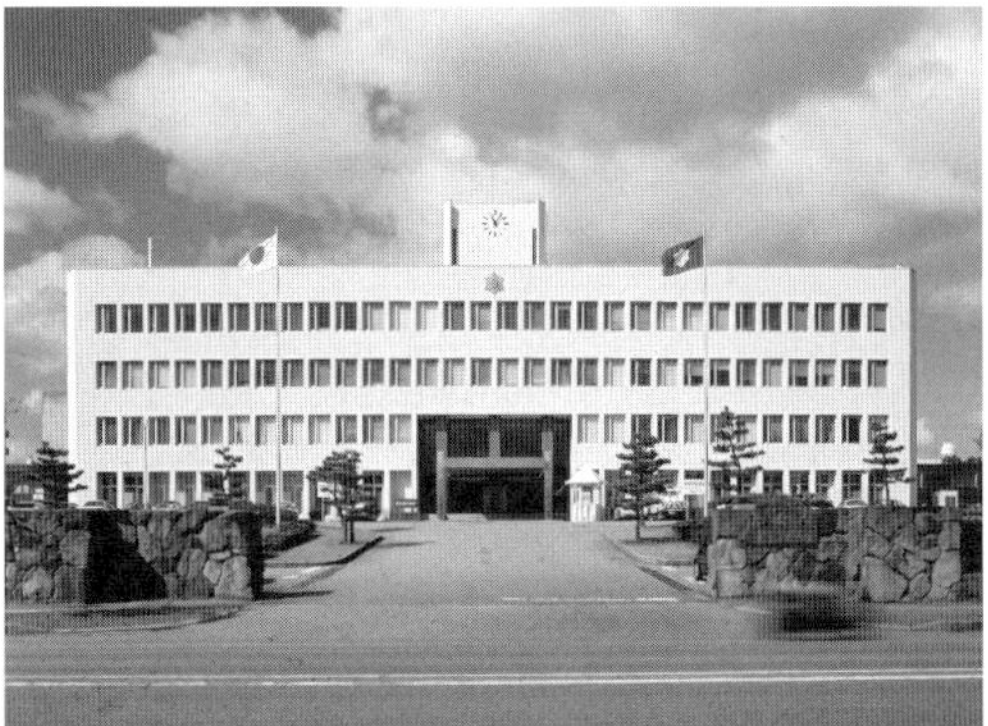

金沢医科大学　本部棟
（撮影　中谷 渉 氏）

本書は、私が金沢医科大学で歩んできた二十二年間の「まとめ」ともいうべきものであり、学生たちの成長と本学の発展を願って日々思い、考え、述べてきたこと、あるいは実行してきたことを書き記したものです。

本書は二部から成っております。第一部は、本学着任から学長就任までのことが書かれています。教学に関する多くの仕事と大学の管理運営に携わる機会を与えていただきました。これらの仕事を通して本学の過去・現在を学び、学生たちを理解し、そして教職員の皆さまとの人間関係を深め、その後の学長職を務める上での基礎・土台となった十六年間の記録です。第二部は学長就任から退任までの六年間のことが書かれています。私は教学の責任者として、学生一人ひとりの幸せな人生を第一に考え、「学生のための大学づくり」に努めてきました。そして、学生たちがそれぞれの人生を歩む上での基盤となる「自信と誇り」を育む大学を目指してきました。学生の「自信と誇り」は教職員の「誇りと力」となり、本学の発展と大学の使命である人材育成・社会貢献につながるとの思いで、教職員の皆さまと学生たちと共に努力してきた記録です。

歴史を継承し、未来を創る

（2012年11月1日、「金沢医科大学四十年史」）

金沢医科大学は低医療地域の解消を目指した国の施策に呼応して、昭和四十七（一九七二）年六月に日本海側では唯一の私立医科大学として金沢市郊外の内灘の地に開学いたしました。

大谷佐重郎初代学長は開学を前に、開学の主旨を次のように述べられました（金沢医科大学十年史より）。「言うまでもなく、医は仁をもってその大本となすべきものである。この理念を本学教育の精神的指導指針として、医学ならびに医術を教授指導し、医の倫理に徹し、また日進月歩する医学の進展に応じ得る有能なる医師を養成するとともに、斯学の研究を進めて医学界に貢献すべき人材を養成すると同時に他方においては、将来社会人としての良識と識見を涵養することが本学の建学理念である」。そして、昭和四十七年六月一日の第一回入学宣誓式で「大学も諸君も未完成であるが、共に大成するよう努力しよう。また、最初の先輩として良き学風を醸成してほしい」の主旨の訓辞をされました。ここに、本学を〝母なる学び舎〟とし、内灘の地を第二の故郷とする学生たちの勉学がスタートしました。

以来、今日まで本学は、「良医を育てる」「知識と技術をきわめる」「社会に貢献する」という建学の精神のもとに教育、研究・診療活動を通じて医学・医療の発展と次代の医学・医療の担い手の育成に努めてまいりました。とくに、「医の学」、「医の術」、「医の心」を三本柱としたバランスのとれた医師の育成に力を注いできました。本学の医学部卒業生は、開学から四十年間で三、五〇八名に上り、医学・医療界で活躍し、社会的に高い評価を受けております。看護学部はその前身である看護専門学校と看護学部第一期生および第二期生の卒業生を合わせると二、〇三三名に上り、本学病院をはじめ全国各地で活躍しております。大学院においても、これまで博士（医学）六九一名（うち課程修了者四一七名）を輩出し、広く臨床や教育・研究の場で活躍しております。ここに至る道のりは決して平坦なものではありませんでしたが、教職員のたゆまぬ努力と学外の関係者の多大なご支援によって、幾多の困難を乗り越えて四十周年を迎えることができました。これまで本学の発展のためにご尽力いただきました方々に対して、心からお礼申し上げます。

本学が創立四十周年という節目の年を迎えるにあたり、私自身あらためて金沢医科大学十年史、二十年史、三十年史を読み、本学の歴史を振り返ってみました。十年史は本学の創設、試練の歩み、土台作りの歴史であり、二十年史は土台の上に成長を重ね、一人前の医科大学として成人し、本学発展の基礎を作った歴史であります。三十年史は本学がさらに大きく発展し、人生でいえば成熟期を迎えるためにたどった歴史であり、本学の教育が外部から評価されるとともに社会的基盤が確立した時代でありました。三十周年以降の十年間はこの「四十年史」に詳しく記載されていますが、小田島粛夫理事長、山下公一理事長、竹越襄理事長のリーダーシップのもと、大学院医学研究科の改組・再編、病院新館の建設、医学教育センターの設置、看護学部の開設、能登北部地域医療研究所の開設、スチューデント・ドクター医局の設置、新しいアナトミーセンターの完成、金沢医科大学氷見市民病院の新築など、着々と整備・充実が図られてきました。開学後の四十年間は、まさに教育・研究・診療の充実のための「ソフト面」、「ハード面」での改革の歴史でありました。そして、このたび、人生でいえば「不惑」の四十歳を迎え、自分に自信を持ち、迷わず道を進む年齢になったということであります。これから本学は、これまで積み重ねてきた実績に自信を持ち、惑うことなく、建学の精神の実現に向けて力強く歩んでいかなければなりません。

教育については、これまで六年一貫統合型カリキュラムの中でＰＢＬ（問題基盤型学習）や臓器別ユニット制教育を重視してきました。近年、卒前の医学教育において基本的診療能力の確実な習得をはじめ、卒業時到達目標も設定され、卒業生の質を保証する教育がこれまで以上に求められるようになりました。本学の教育のさらなる充実のために、教務部を中心に卒業時到達目標を設定した「アウトカム基盤型教育、Outcome-based education」の導入・確立、第一学年の初年次教育の充実、ユニット制・PBLの見直し、臨床実習の充実の検討に入っており、できることから実施しております。「患者中心の全人的医療」の実践には、医学知識や医療技術に加えて、プロフェッショナリズム、人と人の血の通った、温もりのあるコミュニケーション能力、自己学習能力などを有した医師が求められます。医学の祖ヒポクラテス（Hippocrates）は、「医学を学ぶのは植物が育つようなもので、資質を土壌とし、先生の見解を種子とし、学校の空気を栄養とし、勤勉に学びとるものである」（二宮陸雄訳）と述べたと伝えられています。本学のキャンパス全体に温かい、アカデミックな雰囲気が醸し出され、高い志を持った学生と教員が一体となって学び、多くの良き医師・看護師を育成したいと、決意を新たにいたしております。

研究については、メカニズムの解明を目的とする基礎研究、臨床への応用を目的とする臨床研究、そして基礎から臨床への橋渡し研究のさまざまな領域で先端的研究が行われ、優れた創造的研究成果を世界に向けて発信しております。平成二十四年度の文部科学省の科学研究費補助金の獲得が過去最高となり、また、私立大学戦略的基盤形成支援事業に二件採択され、研究実績の向上が相乗効果を生み、大型補助金の獲得と大型研究の創出につながっております。産学官連携も推進しており、最近、発明件数も順調に増加し、研究成果の事業化による社会貢献も進んできております。

大学病院における診療については、特定機能病院として地道な診療活動を基盤に高度先進医療が求められます。安全で質の高い医療を提供し、国民の生命、健康を守る地域医療の最終拠点としての役割を果たさなければなりません。また、医学部および看護学部の学生に対する卒前・卒後の臨床教育、とくに医学教育における臨床実習は今後、ますます重要になってきます。診療・教育機関としての機能を充実させ、社会的評価がさらに高まり、社会から真に頼られる病院になることを期待しております。良質の教育・高度の研究を可能にするには財政基盤の確立が大切です。経営基盤の強化という面でも病院の役割は大きく、ますますの発展を願っております。

ここ内灘で、これからも毎年ニセアカシアの白色蝶形花やハマナスの紅色五弁花が開き、芳香が漂うことでしょう。そして、四季折々の美しい自然の移り過ぎと共に多くのことが本学の歴史に新たに加わることでしょう。歴史を継承し、本学が学生の「自信と誇り」を育む大学、教育と研究が調和した品格のある大学、そして、社会から信頼される大学として輝き発展していくことを願ってやみません。

最後に、本史を発行するにあたり、執筆された方々をはじめ終始ご協力をいただいた方々および出版局の皆さまに、深甚なる敬意と謝意を表したいと思います。

目　次

第一部　学長就任までの十六年間

1994年～2010年

第一章　金沢医科大学の教育を学び、学生を知る

教務部副部長

1996年４月～1999年３月

医学教育に関するワークショップに初めて参加して（感想文）

（1994年8月25日～26日、第6回医学教育に関するワークショップ記録）

私が最初に金沢大学医学部の学生に講義したのは昭和五十二（一九七七）年の秋でした。教授から「血管の病理」を担当するように言われた時の緊張感は今でも忘れません。以来十八年、病理学は医学の生涯教育の根底をなすものであるとの使命感を持って教育にあたってきました。しかし、振り返ってみると、自分自身の教育技法の上達（経験）と教育に対する学生たちの受身の姿勢への変化が重なって、緊張感が年々薄らいできたように思われます。また、この間、教官中心型の教育をし、学生に五のことを教えれば残りの五は学生自身が学び全体として十のことを得るものと信じてきたような気がします。七月一日に本学に赴任して二カ月足らずで「医学教育に関するワークショップ」に参加する機会を与えられ、教育に対する本学の並々ならぬ姿勢と共に本学が抱えている問題点を知る絶好の機会となりました。

本ワークショップのテーマが「教育現場の活性化」であったことを考えると本学でも一種のマンネリ化があったように推測されます。ワークショップでは、それぞれの立場でいろいろな意見が出されましたが、いずれも本学の充実・発展を願う声でした。教育現場の活性化には教える側と教えられる側の〝共に学ぶ〟という姿勢が大切であるように思われます。私は学生と教官が共に活性化され、お互いに刺激・反応し合うことによって教育効果が上がると考えています。教官を活性化する因子は何か、何が学生を活性化するのかを充分に考えることが重要であるように思います。活性化因子に対するレセプターを充分に発現させながら教官と学生の信頼あるネットワークを作ることが重要だと強く感じました。

本ワークショップで多くのことを学びました。私自身、本学での教育は始まったばかりで当分は試行錯誤の連続だと思いますが、迷路にはまり込まないよう絶えず教育の原点を忘れないでいたいものだと自戒しています。

教師の務め

（SCALE※1995, Vol. 5）

昨年七月本学に赴任して一年が経ちました。本学における教師としての仕事は第三学年の病理学各論の講義からスタートしましたが、今年四月から初めて総論の講義を行いました。総論の講義は知識伝授が中心である各論に比べて数段難しい。とりわけどの程度のレベルの講義をするのが最も適当なのか随分迷いました。しかし、伸び盛りの若い学生たちを刺激し、また、自ら学び考える能力を育てたいと考え少々レベルの高い内容にしました。間もなく定期試験が始まりますが、果たしてどの程度理解してくれたのか期待と不安の日々です。

さて、四月から第三学年の副主任を仰せつかりましたがその最初の仕事は学生たちの面接でした。実にいろいろなタイプの学生がおり、多様な個性に対応してゆかねばならないことがわかりました。総論的な価値観や規律だけではすべての学生に対処できません。講義を離れた学生の教育は各論のほうが格段難しい。私事にわたって恐縮ですが、我が家にも子どもが四人いて、それぞれ能力も性格もバラバラでとても一筋縄ではいきません。このような雑多な子どもを育てるにはマン・ツー・マンが最も良いとされていますがとてもそんな余裕はありません。子どもは親の背中を見て育つと思ってみても彼らは親の背中を見ようとはしません。学校やサークル活動の場でいろいろな人たちから教えをいただいて成長してくれるのを願うばかりです。「親」という字は、若木がすくすくと育ってくれるよう横で見守っているという思いを表している、ということを読んだ記憶があります。まさにその通りだと思います。本学の学生たちのご両親もおそらく同じような思いを抱いておられることでしょう。

先日、講義の休憩時間に男子学生がタバコを吸っていたので「医者はタバコを吸わないよ」と言えば「医者になったらタバコをやめる」という答えが返ってきました。また、「掲示板の学会案内に金沢医科大学の先生の名前があると嬉しい」という女子学生もいました。それぞれの思いを素直に表しておりいずれの声も大切にしたいと思います。学生たちの持つそれぞれの天質の発達を妨げることなく学生たちが自主的に自分の有する能力を育て成長していくのを手助けするのが教師の務めと考えています。学生たちが本学で有意義な学生生活を送り、そして医師として希望に満ちた人生を歩み始められるよう努力してゆきたい。

※「SCALE」は、平成三（一九九一）年～平成十三（二〇〇一）年に発行された学内誌。scale はウロコの意。鱗があるものは前に進む習性を持つことから、〝前進〟の意味が込められている。

自主的学習のすすめ

（SCALE 1996, Vol. 6）

本学で初めて病理学を共に学んだ学生たちも第五学年になりました。時々、白衣のポケットに聴診器を入れて歩いている姿を見るのは頼もしく、また、嬉しく感じるひとときです。このまま順調に伸びて国家試験に合格し立派な医師になってほしいものです。今の第三学年も大きく成長して第四学年に進んでほしいと願う時でもあります。

最近、自分が学生であった頃を想い出すことがあります。あの頃と今では学問の内容、教師そして何よりも学生自身が大きく変わりました。昔はいろいろな面で〝ゆとり〟があったように思います。自分で自由にできる時間も多く、勉学の面でもじっくりと腰を据えて何かに集中できました。第四学年（あの頃は学二と呼ばれていた）の時、病理学が始まり病気のことを学ぶようになり、大いに向学心を燃やした記憶があります。とくにAndersonの「Pathology」を読破しようと思い分厚い本を手にした時は本物の医学生になったような気がしました。しかし、いざ読み始めるとなかなか進まず、結局、半分ぐらいで終ってしまいました。今でも悔やんでいることの一つです。本学の学生には教科書に指定しているRobbinsの「Basic Pathology」を原書で読むよう勧めています。第三学年は比較的ゆとりのある学年ですので、私自身果たすことのできなかったことを誰かやり遂げてくれないかと秘かに期待しています。

つい先日より、小グループの病理学実習が始まり、学生たちと長時間身近に接することができるようになりました。学生たちの知識を確かめたいと考え、できるだけ多く質問するようにしていますが答えられない場合が多いです。試験の直前には充分勉強してくれると思いますが、いささか不安を感じます。

講義において受身の姿勢で与えられた知識はすぐ忘れてしまうでしょう。自主性の養成は教育の最も大切な目的の一つとされていますが、自主性があってこそ本物の知識が身に付くのです。〝本物の知識〟は自由に応用することができ、また、預金のようにいつでも引き出すことができます。学生諸君には、ぜひ、本物の知識を身に付けてほしい。そのためには、日頃、自分で学び自分で考える、自分でやる気を出し最後までやり抜くことが要求されます。限られた時間に教師はすべてを学生に伝えることはできません。講義で〝根幹〟の部分を教わり、そしてそれを理解し、〝枝葉〟の部分は自分で自主的に学ぶ習慣、訓練が必要です。

経済企画庁の平成八年度「豊かさ指標」によれば、石川県は「学ぶ分野」において四年連続日本一の座を守っています。学ぶにふさわしいこの内灘の地で六年間思う存分勉学に励んでほしい。学生たちが実り多い学生生活を送れるよう私自身も努力してゆきたい。

第二〜四学年カリキュラム変革 ―特色ある教育目指して―

（SCALE 1997, Vol. 7）

昨今、大学の個性化が強く求められているが、教育の個性は何よりもカリキュラムに反映されます。本学でもこれまで、建学の精神である「良医を育てる」ことを目標に随時、見直されてきましたが、今年度、カリキュラム改善を目的に新たにカリキュラム委員会が設置され、第二〜四学年のカリキュラムを担当することになりました。第二〜四学年は第五〜六学年時の臨床実習に円滑に移行し得るための準備期間として極めて重要な意義を持っています。この三年間、学生たちは基礎医学および臨床医学について「本物の知識」の習得に励まねばなりません。また、対象が病気（disease）から病人（patient）へと変わるので心豊かな人間性、広い視野を持つ社会性も養わねばなりません。学生たちが効率的、効果的に学習目標を達成でき、また、創造性を養うためのゆとりと間を持つことができるカリキュラムを目指したいと思っております。一つの改革をすると必ずといっていいほど弊害も出てきますが、変化の速い最近の状況では改革をしないリスクは改革するリスクよりも相対的に大きいといわれており、あらゆる知恵を絞りながら学生にとって魅力的なカリキュラムを求めていきたいと考えます。

現在、カリキュラム変革にあたり私なりに心に描いている点は、一、積極的・自発的な自己学習に向く学生と、講義による受動的学習に向く学生、いずれの学生も自分の有する能力を育て、さらに成長させられるバランスのとれたカリキュラム編成、二、何のためにある科目を教えるのか、教育目的を明確にし、それを実践すること、三、基礎医学から臨床医学へ、臨床医学から基礎医学への二方向性の反復学習による知識の整理と統合を計ること、四、それぞれの時点で問題のテーマを選び集中的に学習するインテンシブ授業の導入、五、人間形成、教養教育のためのカリキュラム外教育（教室外でのさまざまな学習経験や社会経験）の活用、六、夏期休暇の有効利用（体験学習や治療教育 remedial education）、などです。

これからカリキュラム委員の先生方と充分に討論し、学内全体のコンセンサスを得ながらカリキュラムの改善を進めていきたいと考えています。しっかりとした豊富な医学知識を基盤に問題発見、問題解決能力を身に付けた、そして、病人に対する共感といたわりの気持ちを持った学生を第五学年に送りたいと願っております。

生活習慣と学力

（1998年、金沢医大後援会橘会ニュース　No.27）

昭和三十年代に加齢に伴って罹患率が高くなる疾患群として「成人病」という概念が導入されたが、その後、成人病の発症には生活習慣が深く関与していることが明らかになり、平成八（一九九六）年に「生活習慣病」という概念が新たに導入されました。私の研究分野である「動脈硬化」も代表的な生活習慣病であり、生後六カ月頃からすべての人に病変が発生し始めるが、その後の生活習慣の違いによって病変の程度が大きく異なってきます。最も重篤な動脈硬化を引き起こす「家族性高コレステロール血症」は遺伝子の異常によるものであるため本人の責任ではないが、大多数は危険因子となる生活習慣の積み重ねにより進行するので個人の責任が大きい疾患です。

前置きが長くなりましたが、今回、学生諸君の日頃の勉学を生活習慣という観点から少し述べてみたいと思います。最近の学生たちは受験対策が大変上手になったが、日頃の勉学態度を見ているといささか不満を感じます。それというのも、定期試験に無事合格すればそれで良いと思っている節があるからです。定期試験前に一生懸命頑張って良い成績を取るのは大いに評価できますが、試験が終われば忘れてしまう習慣は、積み重ねが大切な医学の勉学には良くありません。臨床科目の先生が「授業で解剖や病理を教えるだけで時間がきてしまい、専門の話をする時間がなかった」ということになります。

人間ドックを予約したら直前の数日間だけ極端な摂生に努め、無事検査結果が正常範囲に収まっていることを確認したら暴飲暴食・不規則な日常生活に安心して復帰する、という行動パターンは珍しくないといいます。それでは何のための人間ドックか分からないことになってしまいます。学生諸君も低学年の間、定期試験ごとに無事合格することだけを考えて短期間無我夢中で勉強する習慣になったのでは、総合的な知識が要求される第五学年、第六学年で「成績不振病」に罹ってしまう危険性があります。しっかりとした計画を立て、目標達成に向けて日々努力を重ね、知識を蓄積する習慣を身に付け問題解決能力を養うことが大切です。成績不振者の一般的な行動特性には、一、最低レベルで試験に合格すれば良いと考える、二、一夜漬け、山かけ、丸暗記勉強など勉強の仕方が悪い、三、やる気がない、勉強不足、四、生活が計画的でない、五、学業以外のことに気が奪われている、などがあります。これらの行動パターンを改善し、医学生としての目的意識・動機を高め、自学自習の習慣を身に付け、身体的精神的に健全な状態で堅実な学生生活を送り、全員医師国家試験に合格してほしいと願っています。

第二章　大学院医学研究科の改組

大学院医学研究科運営委員会委員長

1999年4月〜2003年3月

大学院改組について ―大学院改組の趣旨・経緯―

（2001年8月1日、第18回教育懇談会講演・抄）

大学院改組準備委員長の勝田でございます。本日はよろしくお願いいたします。本学の大学院は昭和五十七（一九八二）年に開設されまして、今日まで卒後教育・研究の中心として役割を果たし、多くの優れた人材を育成してまいりました。しかし、大学院を含む大学を取り巻く環境は大きく変化しており、現在は大学変革の時代といわれております。本学の大学院も、新しい時代に対応できる新しい体制をつくりたいということで、数年前から検討を重ねてきました。その都度、教授会で説明してきましたが、教授会以外の先生方には正式にお話ししたことがございません。平成十三（二〇〇一）年七月五日の研究科教授会で、来年六月文部科学省に申請することを目指して、大学院改組準備委員会が発足したこの機会に、先生方に大学院改組についてのこれまでの経緯と本学大学院の問題点、改組の目的、今後の準備等についてお話ししたいと思いましてこの機会を設けさせていただきました。

大学は学部と大学院から構成されており、学部と大学院がお互いに役割を遂行することによって、大学としての機能を果たすこ

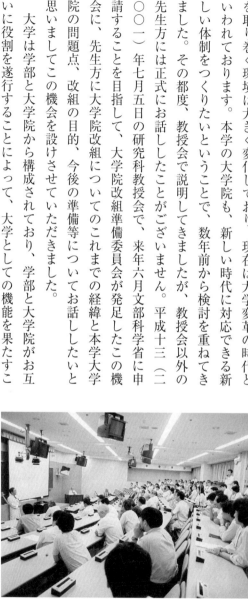

第18回教育懇談会

とができます。しかし、学部と大学院のどちらに重きを置くか、軸足を置くかは、大学によってそれぞれ違っております。医学部では学部と大学院の接点に医師国家試験がございます。本学の場合は私立医科大学であり、医師国家試験の合格を最重要課題にしておりますので、学部教育に全力を挙げているのが実状でございます。しかし、医科大学として大学院は非常に重要であり、学部教育と大学院それぞれが責任ある役割を果たしてはじめて、大学としての機能を維持すると考えられます。今日はそういった立場に立ってお話を進めさせていただきたいと思います。

先ほど竹越　襄学長からお話があったように、大学院を含めて大学の将来を考える委員会は平成七（一九九五）年に、当時の小田島粛夫学長のときに発足しております。委員長は大谷信夫副学長でした。途中から、大学院を重点的に考えるということで、小委員会が発足いたしまして、私が委員長を仰せつかり、委員の先生方と一緒に本学の大学院の将来を考えてまいりました。委員会では、大学機能の根幹を調和のとれた質の高い教育・研究・診療と位置付けて大学院の将来を検討いたしました。

当時の本学の大学院医学研究科は生理系・病理系・社会医学系・内科系・外科系の五専攻からなって

図１　現在の本学大学院医学研究科

現在の専攻と専攻科目

専攻	専攻科目
生理系	解剖学Ⅰ・解剖学Ⅱ・生理学Ⅰ・生理学Ⅱ・生化学・薬理学
病理系	病理学Ⅰ・病理学Ⅱ・微生物学・医動物学
社会医学系	衛生学・公衆衛生学・法医学
内科系	内科学Ⅰ・内科学Ⅱ・内科学Ⅲ・内科学Ⅳ・内科学Ⅴ・老年病学・神経精神医学・小児科学・皮膚科学・放射線医学・臨床病理学
外科系	外科学Ⅰ・外科学Ⅱ・脳神経外科学・整形外科学・泌尿器科学・眼科学・耳鼻咽喉科学・産科婦人科学・麻酔学・小児外科学・形成外科学・口腔科学

おり、それぞれに専攻科目があり、この体制は現在も続いております（図1）。この研究科組織体制の中でいろいろな問題点がありましたが、とくに改善すべき問題は次の二つでございます。一つは臨床系専攻における研究と診療の二重構造の発展的解消です。臨床系の大学院生は、院生としての立場と重要な診療スタッフとしての二重の性格を持っています。さらに臨床系の先生は非常に忙しいということで、指導も必ずしも十分にいかないことがあるので、なんとかこれを発展的に解消したいというのが第一点でございます。もう一つは、基礎系の大学院生が非常に少なく、なんとか基礎系の専攻を量的にも質的にも充実させたいということでございます。

当時、大学院の改革として四つの柱を考えました。当時から既に研究は新しい分野の発展と、複合的あるいは学際的な展開を見せており、とても一つの講座では十分に対応できない状況が生まれておりました。この状況を解決するために、臨床と基礎が融合した新しい研究科を構築したいということが第一の柱でございます。二番目の柱として、基礎系と臨床系が有機的に連携して、より効果的な実のある大学院教育を行いたいということでございます。三番目の柱として、重点教育プログラムの導入を考えました。大学院へ入学した早い時期に、大学院生としての研究をよりスムーズに進めるために、基本的な知識と技術をマスターするプログラムを作りたいと考えました。四番目の柱として、大学院の入学資格として、とくに臨床系の場合は、臨床研修を二年間修了したあとで入った方が良いのではないかということもディスカッションしました。しかし残念なことに、その後この大学院の将来構想に関してはそのままになっておりまして、改組に向けてとくに具体的に進めることはできませんでした。

平成九（一九九七）年に、文部省が大学院に関して大きな方向転換を示してまいりました。大衆化した学部の代わりに大学の中核を大学院にということを明確にし、当時、大学院生は十七万人いましたが、平成二十二（二〇一〇）年には三十万人に拡充し、量的質的な充実強化を図るというものでございます。

さらに平成十一（一九九九）年に、中央教育審議会が大学教育に関しての提言を出しました。大学教育の役割を見直し、学部は基礎を重視した教育に重点を置き、大学院は専門教育を受け持つということでございます。いずれも大学院の教育機能の充実をうたったものであると理解することができます。

こういった方針のもとに、文部省は大学院を大学の核として専門分野の教育・研究の場と位置付け、そのために法の改正も含めていろいろと新しい改革案を出してまいりました。とくに重要なのは、平成十一年九月十四日に公示されたものです。大学院の設置基準が一部改正され、その中で自己点検、自己評価、および外部評価が改正されました。これまで大学院では、自己点検、自己評価に努めなければならないという表現が使われておりましたが、改正案では自己点検、自己評価を行い、その結果を公表しなければならないというふうに文言が変わりました。さらに外部評価に努めなければならないということになり、とても厳しくなってきたといえるかと思います。それに伴って、大学院の教員の資格と基準もある程度、厳しくなりました。さらに文部事務次官から、全国の各国公私立大学長宛てに、二十一世紀に向けての一層の積極的な改革を推進するようにという通知が出ました。

このような文部省の方針を受けて、全国の大学で大学院充実・拡充が行われ、いろいろなかたちの大学院が出てまいりました。大学院重点化が旧帝大を中心に急速に進んでおります。大学院重点化は大学院大学化で、学部講座の大学院講座化でございます。その他に特定の学部に基礎を置かない独立研究科、学部を持たない独立大学院がございます。さらに複数の大学が連合して協力する連合大学院。企業や国の研究機関と連携する連携大学院。夜間のみ大学院を持つ夜間大学院。研究所を基礎にするような独立専攻科。いろいろな大学院がその大学にふさわしいかたちで取り入れられてきております。

そういった状況の中で、当時の小田島学長が本学にふさわしい、魅力的な大学院の在り方を考えることを目的に、「大学院あり方検討委員会」が平成十一年四月に発足し、私が委員長に指名されました。竹越学長になられてからもこの委員会は継続され、大学院の在り方を検討してきました。

本学大学院の在り方を検討するにあたり、まず大学院はどうあるべきかということをいろいろ勉強しました。二十世紀は学問体系によって細分化されている医学部講座制を基盤とし、生理系・病理系・社会医学系・内科系・外科系といった組織構成で大学院教育が行われてきました。現在、二十一世紀に向けてどういうことが求められるかということを考えてみますと、教育研究の高度化、多様化と個性化、融合と統合、先端医療技術の普及と実践、医師の役割の多様化、福祉、〝生き甲斐〟社会、生命の尊厳、環境との共存、地域との連携・交流、国際性といったことがあるかと思います。これらに加えて、本学では基礎と臨床が融合した総合医学的教育体制の確立がとくに重要ではないかと思います。それから一度社会に出られた先生方をリフレッシュする教育もこれから必要になってくるのではないかと思います。また、臨床では先端医療技術の開発と実践、社会医学では社会との、あるいは環境との共生を目指すということが求められるかと思います。さらに本学でも高度先端医学の研究を推進し、一つでも卓越した研究拠点（Center of Excellence）をつくりたいという願いもあります。委員会でどういう組み立てを考えたか、説明いたします。

従来の学部講座を基盤とした五専攻（図1）を廃止し、新たに総合医学研究所も加えて、学際的あるいは複合的研究が行えるように専攻系を一つに統合・再編し、医科学という専攻系をつくり、そこに三つの専攻部門を設けるというものでございます（図2）。現在、専攻部門の名称は生体統合医学、生体制御医学、健康生態医学と考えております。新しい組み立ての中で、基礎と臨床が有機的に連携し新しい教育・研究を展開したいと考えております。大学院改組の一つの目玉にしたいと考えているのですが、副指導教員制をとりたいと思っております。主指導教員が臨床系の先生である場合に、副指導教員は基礎系の先生になっていただく。その逆に、基礎系の科目を専攻した場合には、臨床系の先生に副指導教員になっていただいて、基礎と臨床を有機的に結び付けたいと考えております（図３）。それがうまくいけば、基礎研究と臨床研究がお互いに有機的に結び付き、大学院生一人ひとりに目標を設定し、将来役に立つ研究、Strategy Research（戦略的研究）ができるようになると思っております。

もう一度、大学教育に戻りますが、学部でしっかりとした基礎的な知識・技術を身に付け、さらに大学院でより高度の専門知識の習得と技術を習熟してもらいたい。学位論文を作成する過程において、科学的思考能力を養ってもらいたいと考えております。学部での六年間、大学院での四年間の十年間を通して、優れた臨床医を育成したいと考えております。もし臨床研修が必修化された場

図２　大学院医学研究科の新たな組み立て（案）

（基礎医学系・臨床医学系を統合した研究科）

専攻系	専攻部門	
医科学	生体統合医学	形態機能：細胞・組織・器官、病態構造・機能、増殖・腫瘍、画像診断
	生体制御医学	分子制御、呼吸・循環制御、内分泌・血液・代謝制御、神経制御、器官制御
	健康生態医学	環境・生態：社会・予防医学、感染・免疫、発生発達医学

図３　基礎－臨床間の有機的連携

1. 学生の研究指導は主たる指導教員のもとで、
当該研究に関係する複数の教員が共同して当たる

2. 副指導教員制
主指導教員（臨床系）－副指導教員（基礎系）
主指導教員（基礎系）－副指導教員（臨床系）

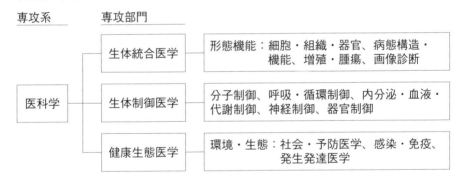

合は、十二年一貫教育になります（図４）。本学がさらに発展するためには、若い研究者が育つことが必須でございますので、一人でも多くの優れた研究者も育てたいと思っております。

本学大学院の現在の問題点は、一言で言えば、大学院の在り方が形骸化していることでございます。講座制に基づく縦割り的研究体制、基礎系専攻への進学者の減少、反対に臨床系専攻への片寄り、そして退学者が多いという問題を抱えております。さらに入学定員制が現在、足かせになってきております。今年の平成十三年度大学院の合格者を見てみますと、昨年九月に行われました第一次募集の合格者は基礎系がゼロ、内科系に九名、外科系に一〇名。国家試験直後に第二次募集を行いましたが、基礎系は、第一志望はゼロでした。内科系に三名、外科系に五名の志望者があり、外科系では、かなりの定員オーバーが起こりました。それで外科系を志望した大学院生二人に基礎系に移ってもらいました。なんとか本人の希望通りに入れる大学院の組織をつくりたいと思っております。本学の大学院改組の目的は、⑴実体を伴った大学院教育・研究体制の確立、⑵基礎系と臨床系の融合、⑶学際的研究の推進、⑷臨床系専攻における研究と診療の二重構造の発展的解消、そして、⑸弾力的に運用できる大学院定員制です（図５）。こういった目的・趣旨のもとに、去る七月五日の研究科教授会で大学院の改組が承認されて、具体的に動きだすことになりました。

図４　大学院と臨床研修を含めた12年一貫教育

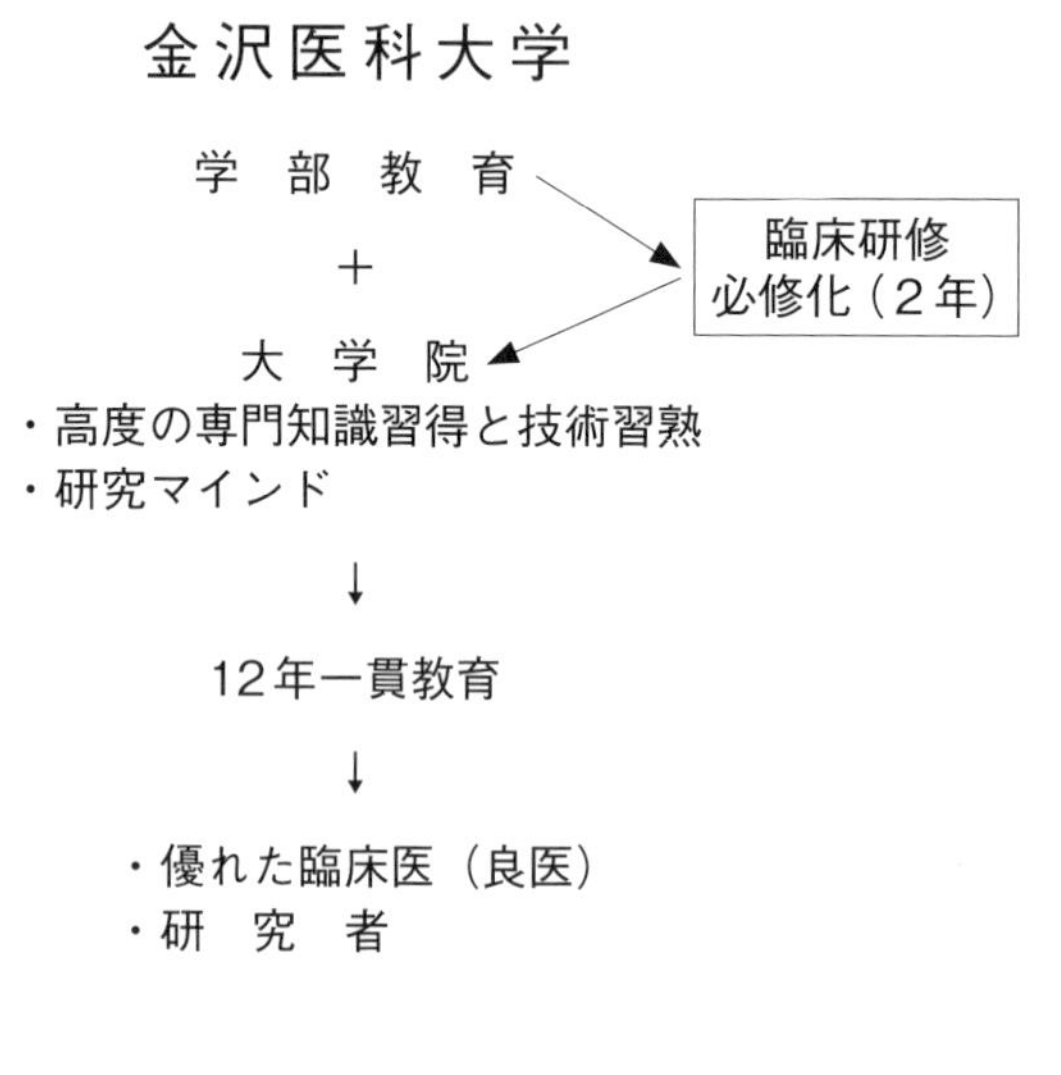

研究科教授会で大学院改組が承認されたのを受けて、大学院の改組準備委員会が発足いたしました。この委員会で今後精力的に、大学院の改組に向けて作業を進めたいと思っております。来年の六月文部科学省への申請を目指したいと思っているのですが、大学院改組の趣旨や必要性、理念、定員、教育目標、教育内容、教育課程等を含めていろいろな書類が必要になってまいります。こういった書類は、先生方から資料をいただきながら改組準備委員会、事務系のスタッフで作成したいと思っておりますが、先生方個人にも大きな労力をお願いすることが出てまいります。どうかよろしくお願いいたします。

大学院の教員として申請するためには、個人調書が必要になってきます。とくに教育研究業績書がなかなか大変で、生涯における著書、学術論文、そして、それぞれ一業績に対して二百字程度の概要が必要です。個人調書に関して少し改正が行われまして、概要は今までは二百字程度だったのですが、これからは少なくとも二百字とより厳しくなりました。それから担当する科目に合った業績が審査されます（図6）。極端なことを申しますと、循環器内科の先生が消化器に関する論文を作成してもそれは業績として評価されません。共著論文については、何人著者がいて、何番目のオーサーなのか、そしてその中でどういった仕事を役割分担したのかということを書く必要がございます。大変な労力と気力が必要なわけでございます。

図５　本学の大学院改組の目的

1. 実体を伴なった大学院教育・研究体制の確立
2. 基礎系と臨床系の融合
3. 学際的研究の推進
4. 臨床系専攻における研究と診療の二重構造の発展的解消
5. 弾力的に運用できる大学院定員制

大学院の教員について触れたいと思います。大学院の教員は二種類に分けられます。研究指導担当教員、Dマル合《ごう》（合）といいますが、Dはドクターコースのdで、修士課程の場合はMになります。マル合の先生は、博士課程の研究指導および講義担当適格者でございます。合の先生は、研究指導補助教員という名前で呼ばれ、博士課程の研究指導の補助ならびに講義（および実験）担当適格者となっております。大学院を申請するために最低、マル合の先生を三〇名、合の先生を三〇名必要といたします。誰でもマル合または合の教員になれるのではありません。しかし、どれだけ業績があれば審査に合格するか、正直なところ全く分かりません。分からないのですが、日本私立大学協会が平成十一年に発行している「大学院運営ハンドブック」によれば、大学院の教員の資格として、最近五年間の業績が審査の中心であり、担当する科目にあった業績である。量よりも質である。学位＋著書数冊＋毎年学術論文一編以上、医学研究科のことを考えると、一年間に欧文の論文二編以上必要と考えております。改組準備委員会といたしましては、できるだけ多くの大学、とくに最近改組を終えた大学から情報を得て、慎重に検討して本学での基準を設定したいと考えております。そのためには、先生方の業績を正確に把握する必要がございます。講師以上の先生に研究業績書の提出をお願いしてございますが、できるだけ正確に記載していただきたいと思います。最終的にそのデータを基に申

図6　業績審査

1. 対象となる業績
   - ・著書、学術論文、その他
   - ・1業績に対して200字程度の概要必要

2. 申請論文
   - ・過去何年の論文？
     （とくに限定なし）
   - ・主要な論文（症例報告も可）
   - ・欧文、和文
   - ・量より質

   最近10年間＋それ以前の優れた欧文論文

3. 大学設置審議会医学専門委員会委員の全員一致による合否判定

請するＤマル合と合の教員を決めたいと考えております。

今、本学は教育・診療面で非常に大変な時期にきておりますが、大学院の改組は研究だけの問題として捉えるのではなく、卒前・卒後の一貫教育として捉える必要がありますし、大学の評価・ランキングという面でも大変重要な役割を担っております。そういった意味で、大変な時期に大変なことをしなければなりませんが、何とか大学院改組を成功させて、優れた人材の育成と本学の内部評価・外部評価も含めて評価を高めたいと考えております。ぜひご理解とご協力をお願いいたします。

最後にこれまで、大学院の将来について共に考え、そして、ご協力いただきました大学院将来構想小委員会、大学院あり方検討委員会および大学院改組準備委員会の委員の先生方に心よりお礼申し上げます。

大学院将来構想小委員会

勝田 省吾教授（委員長）、滝口 智夫教授、西川 克三教授、小野田 法彦教授、菅井 進教授、高橋 敬治教授、野島 孝之教授、鮴谷 佳和助教授

大学院あり方検討委員会

勝田 省吾教授（委員長）、平井 圭一教授、中川 秀昭教授、鈴木 孝治教授、友田 幸一教授、土田 英昭教授、岩淵 邦芳助教授、和野 雅治助教授、友杉 直久助教授、中野 茂助教授、東 光太郎助教授、高瀬 修二郎教授（オブザーバー）

大学院改組準備委員会

勝田 省吾教授（委員長）、田中 卓二教授（副委員長）、飯塚 秀明教授（副委員長）、中川 秀昭教授（副

委員長）、平井 圭一教授、松本 忠美教授、瀬上 夏樹教授、伊達 孝保教授、西尾 眞友教授、松本 正幸教授、土田 英昭教授、大原 義朗教授、牧野田 知教授
［アドバイザー］山本 達副学長、菅井 進研究科運営副委員長

金沢医科大学大学院医学研究科「生命医科学専攻」として設置承認される
―平成十五年度から新専攻で学生募集を開始―

（2003年、金沢医科大学報第113号）

大学院改組準備委員会は、約一年にわたる準備作業を進めてきたが、昨年〔平成十四（二〇〇二）年〕六月に大学院医学研究科「生命医科学専攻」設置に必要な申請書を文部科学省に提出し審査を受けた。その結果、平成十四年十二月十九日付で文部科学大臣より「生命医科学専攻」（博士課程）設置を承認する旨の通知を受けた。

新大学院は、分科より統合を重視し、講座制の枠組みを外し、一大専攻（生命医科学）に統合しました（図7）。その中に三つの専門分野（生体機能形態医学、生体制御医学および健康生態医学）と多くの科目を配置することにより、横断的かつ多角的な教育が展開でき、高度の専門知識を有すると同時に広

い科学知識と柔軟な発想を持つ人材を養成し得るものと期待しています。

開学三十周年を迎えた本学は、学部教育・診療の一層の充実に加えて、高度専門教育・研究拠点である大学院医学研究科の改組・再編によって大学機能の強化を図り、建学の精神に則した人間性豊かな良医を育成し、本学に求められている社会的使命に応えようとするものです。

図7 大学院医学研究科 組織再編図

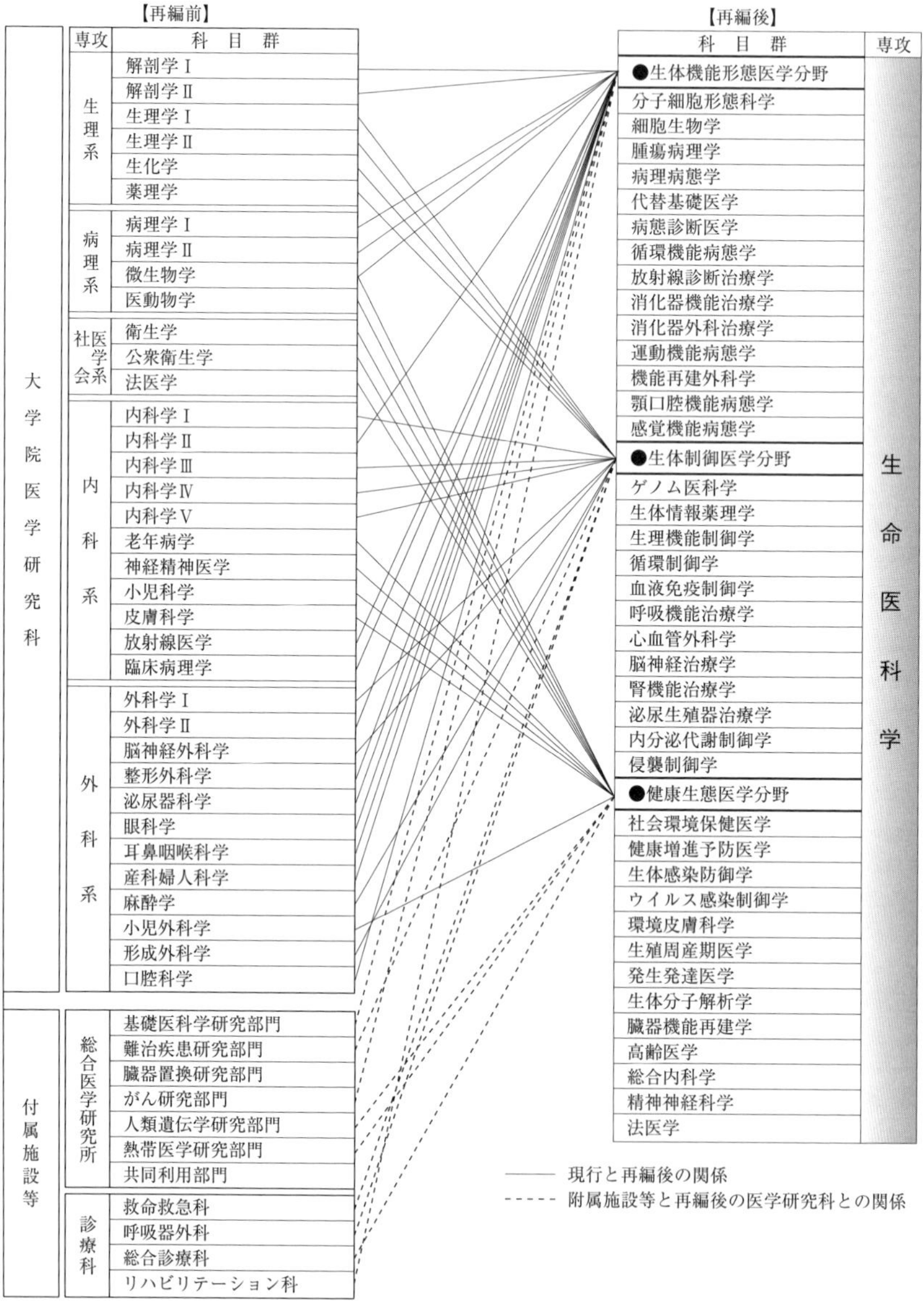

第三章　教育と研究を考える

副学長

2002年４月～2004年８月

〔学外メディア掲載記事〕

論説「競争的環境と大学の個性化」

（2003年1月31日、金沢大学医学部十全同窓会会報　第123号）

平成三（一九九一）年の大学設置基準の大綱化による「規制緩和」と「自己責任」、平成四（一九九二）年からの十八歳人口の減少が重なって、ここ十年、生き残りをかけて大学改革の動きが急速に広まってきました。この間の改革は、カリキュラム改革、シラバス（授業要項）の作成、成績評価の厳格化、学生による授業評価、教授法の改善など「教育中心」に行われ、教育の活性化・充実が計られています。そうした動きの中、文部省の大学審議会は平成十（一九九八）年十月に「二十一世紀の大学像と今後の改革方策について－競争的環境の中で個性が輝く大学」と題する答申を発表しました。この答申では従来の高等教育で十分に位置付けられていなかった大学院の教育・研究を明確にし、とくに高度職業人養成の問題を政策化したことが特徴でした。同時に、大学間の「競争原理」の促進と「客観的基準」による外部評価に従った「適切な資源配分」の方針を表明しました。

さらに、文部科学省は平成十三（二〇〇一）年六月に、九十九校の国立大学の再編・統合や大幅な削減を目指しつつ、大学に第三者評価による競争原理を導入し、「国際レースに勝利し得るトップ三十大学」を育成するという構造改革の方針（通称、遠山プラン）を打ち出しました。そして、平成十四（二〇〇二）年一月、この「トップ三十大学構想」を「世界的研究拠点の形成のための重点的支援－二十一世紀ＣＯＥプログラム」と改称し、文部科学省主導の国際競争力のある個性輝く大学づくりが始まりました。

競争もまた「自由化」され、大学の形態と分野を問わず国公私立大学を巻き込んだ大学選別評価と格付け、資源獲得競争の時代の公的な幕開けとなり、従来にまして大学人たちの研究志向を強くさせました。平成十四年度二十一世紀ＣＯＥプログラムは生命科学、人文科学等五分野について公募され、百六十三大学から四百六十四件の申請があり、昨年十月選定された五十大学が公表されました。規模の大小にとらわれず特色ある研究を行っている地方国立大学や私立大学への配慮がうかがわれるものの、東大、京大など旧帝大で採択件数の四三パーセントを占め、当然ながら「大学の格付け・序列」を印象付けたものでした。平成十五年度は医学系等の五分野について公募・選定が行われる予定であり、医学系大学の資金獲得と大学の威信をかけた競争が始まります。

さらに、文部科学省は大学関係者の「研究だけでなく教育に力を入れている大学も評価してほしい」との声もあり、平成十五年度から国公私立大学・短大から、とくに教育に力を入れている大学を選び重点的に助成する方針を決め、予算の概算要求中です。「特色ある大学教育支援プログラム」と名付け、学部教育（大学院教育も排除するものではない）の質の改善・向上に取り組んでいる大学百校を選定するものであり、選ばれた大学や学部の教育内容を公表するとともに、「教育に力を入れている大学」として受験生や父母、学生らに知らせる方針です。これが大学同士を教育面でも競わせて大学教育の質の向上を図る「教育版二十一世紀ＣＯＥ」です。

大学の中心的な使命は「研究」と「教育」であり、社会の要請に応じる人材養成の責任を果たすことです。したがって、我が国が国際競争から取り残されないために、高度な学術研究を推進し、創造性豊かな優れた研究者を養成・確保するなどの研究機能を重視することは必然的です。その施策の一環として「二十一世紀ＣＯＥプログラム」は時代の要請として当然ともいえます。

一方、学習者である学生が真の意味での大学の主役であり、大学の第一義的な機能は教育です。そういった意味で学習者本位の大学を選定しようとする「教育版二十一世紀ＣＯＥ」は大学の教育機能の復権と教育重視をあらためて示した点で評価できるものです。しかし、すべての大学に教育と研究の両方の役割を等しく求めることは不可能であり効率的でもありません。その規模、専門分野、学生の要望などによって、研究に重点を置く大学、研究と教育並列型大学、そして教育を最重要視する大学と自ら特性を生かし分化することが望ましい姿と思われます。

大学機能の活性化の有効な手段が競争への刺激であることは言うまでもないが、多くの大学にとって重要なジレンマは研究と教育の関係にあります。大学における授業が教育と研究の接点で成立しており、研究業績がなければ教育の技術はともかく、内容の充実したものになりません。そのため大学の教員は良き教育者であろうとするためには良き研究者たろうとする努力が不可欠です。しかし、教員の研究志向が強くなればなるほど、教育に対する期待が強い学生との間のズレが大きくなる可能性があるからです。

これから当分、文部科学省の掲げるゴール目指して各大学とも激しいサバイバルレースに挑戦し続けることになりますが、競争を重ねる過程において各大学は進む道や目指すべき方向を見極めることが肝要です。国立大学は、いろいろな使命の間のバランスを取りながら新しい個性を作り出すことが求められるでしょう。私立大学には「建学の精神」やそれに基づく「教学の理念」があり、何を志して大学が開学されたのか、を十分認識し、激流に翻弄されることなく特色ある個性的な大学づくりにあたらねばなりません。これからの十年間は「競争の時代」であることは間違いありません。同時に、多様な価値観に基づく評価と選択の時代でもあります。こうした時代には、すべての大学が数少ないゴールを目指してベスト・ワンやトップ三十を競うだけでなく、特定の分野ではどの大学にも負けない「オンリー・ワン」を目指すことも大学に求められているのではないでしょうか。

研究の活性化を目指して
平成十四年・十五年度研究推進会議報告書　要約

（２００４年６月）

1．研究推進会議設置の趣旨および目的

近年、科学技術の急激な発展と社会構造の変化に伴い、医学・医療を取り巻く環境は大きく変化しており、将来、この変化はさらに進むことが予想される。このことは医学教育・研究および医療に大きな影響を与えるものであり、二十一世紀を迎えた今日、新しい時代における医学・医療の在り方を展望し、時代の要請に応えられる大学を目指し改革を進めることが不可欠である。

本学においても将来を見据えて、学部教育に関しては、平成十四年度から基礎医学と臨床医学の有機的連携を図った臓器別構造・機能コースによる統合型教育を導入し、時代の変化に対応した医学教育の改革を進めている。大学院医学研究科においても最近の医学・医療を取り巻く背景・状況の変化に適格に対応すべく、従来の専攻の在り方を見直し、「学生中心の教育体制」を確立し、大学院の教育研究の活性化と質的向上を図るために教育研究体制を抜本的に改組再編し「生命医科学専攻」設置に必要な申請書を文部科学省に提出したところである。これらと併せて、大学として普遍的に求められる教育研究水準を維持し、さらに自己点検・評価を通じて本学の理念、目的の実現に向けて改善、改革を図っていくことを目指して、大学基準協会の客観的な評価を受けるために加盟判定申請を行った。このように学部、大学院とも新しい時代の新たな教育研究体制の整備が進みつつあり、今後はその内容の完成度を高める

ための一層の努力が求められている。

大学の中心的な使命の一つが高度な学術研究を推進し、創造性豊かな優れた研究者を養成することであり、本学における重要な課題の一つが研究機関としての研究分野の活性化、改革である。

研究分野における国家的取り組みとしては、大学院博士課程の専攻等を研究教育拠点とする「21世紀COE（Center of Excellence）プログラム」に代表されるように、世界に通用する人材育成を図るため、重点的な支援を行い、国際競争力のある個性輝く大学づくりの推進が講じられている。また、研究教育機関に対する国の経済的支援は、一律の支援から教育、研究活動のより可能性、実績のある所への重点的支援に重きを移しつつあり、競争原理に基づいた明確な差別化が進んでいる。研究活動の重要な指標の一つが学術論文（英文論文）の生産数である。本学の昭和五十六（一九八一）年～平成九（一九九七）年の十六年間における英文論文数は一、〇〇一編であり、これは全国国公私立大学の中で一二三位、私立医科大学二十九校中二十六位と他の多くの医科系大学に比し低い状況である［研究評価、丸善、平成十三（二〇〇一）年八月］。このような動向を踏まえ、本学の研究分野の実績向上への取り組み努力が極めて重要性を増しており、学問的な面のみならず、経済的事業体としての経営的な観点からも改善が急がれる。

また、大学院の改組再編は、本学研究者に対する研究面での外部評価を受けたという側面を持っており、この評価結果を踏まえ今後の研究活性化および諸施策に生かす必要がある。

このような状況において、本学の研究活動のレベルの向上に対する施策を考えるために、竹越 襄学長にお願いして研究推進会議を学長の諮問機関として平成十四（二〇〇二）年九月一日に設置していただいた。直接的な研究活動の活性化および周辺事項の改善を通じて大学の評価の向上を図り、経営基盤の改善にも貢献することを目的としている。

2. 研究推進会議の平成十四年・十五年度の活動

本学の研究に関連する課題改善のために、また、教育の根底には高い研究力が求められるとの強い思いで委員の皆さまと共に精力的に活動してきた。具体的な課題として、⑴世界水準の特色ある研究拠点形成（21世紀ＣＯＥプログラム）に関する方策、⑵教員任用に係る業績基準の策定、⑶学内における共同研究・プロジェクト研究等の研究奨励の在り方、⑷講座研究費の配付方法の見直し、⑸産学協同研究・受託研究等の受け入れの促進、知的財産権の取り扱いなど運用ルールの在り方、⑹科学研究費補助金・厚生科学研究費・民間助成等の研究助成制度の活用促進方策、⑺研究業績データの整備の在り方について、七十五回（全体会議十七回、⑴-⑺のワーキンググループ五十八回）にわたって検討した。検討結果の詳細は平成十四年度および平成十五年度研究推進会議報告書―研究の活性化を目指して―、にまとめられている。ここでは課題⑴-課題⑷についての要約を述べる。

課題⑴：世界水準の特色ある研究拠点形成（21世紀ＣＯＥプログラム）に関する方策（ワーキンググループチーフ 田中卓二教授）。21世紀ＣＯＥプログラムは、我が国の大学に世界最高水準の研究教育拠点を学問分野ごとに形成し、世界最高水準の「トップ三〇」の国公私立大学づくりを目的とする極めてハードルの高いプログラムである。大学全体の研究組織、とくに大学院を中心とした研究組織を総合的に視野に入れた一大プロジェクトの構築を検討することは、本学としてこれまでにない取り組みであり、研究活性化の一つの引き金、刺激剤となることが期待され、21世紀ＣＯＥプログラムへの挑戦を決定した。

平成十五年度は「医学系分野」に「伝統社会の高齢者の尊厳を目指した医療展開」、事業推進担当者二十一名、申請経費五年間で十五億円、平成十六年度は「革新的な学術分野」に「高齢化世界に貢献する創造的先進医療の展開」、事業推進担当者十六名、申請経費五年間で十億円で申請した。今回のＣＯＥ申請は、本学にとって大学院改組、総合医学研究所の再編と重なり極めてタイミングの良い時期であり、本申請を計画・実施したことは本学における将来の研究教育の方向性や組織構築を考える上で意義深いものであった。しかし、二度のＣＯＥへの挑戦は審査評価の中で研究業績・実績、研究関連分野の活性不足を指摘され採択されなかった。同時に研究分野の対策の遅れが浮かび上がり、本学の将来を考えると、①将来を支える若手・中堅研究者養成と人的整備、②大学院教育を含めた研究レベルの底上げ、③研究支援体制の整備を図り、「大学の外部評価、社会的評価」を高めることが極めて重要であることを痛感させられた。

課題(2)：教員任用に係る業績基準の策定（ワーキンググループチーフ　中川秀昭教授）。大学は教員の多様な教育研究活動を中心に運営されており、教員一人ひとりの資質や能力が大学の将来に大きく影響を与える。教員人事政策は大学の最も重要な施策の一つであり、教育研究の活性化には優れた教員の育成と確保が必要不可欠である。今年度の大学院改組申請に伴い、教員個人の大学院教員としての業績評価基準が明確になったことを踏まえ、現行の教員人事制度を見直した。検討したのは、①大学院担当教員の任用基準の策定、②特任教授制度の見直し、③大学院を担当しない教員の任用、④教員選考方法（講座主任教授および大学院研究指導教員の選考、助教授、講師の選考）と新応募申請書様式の作成等である。任用基準には研究業績以外の評価項目として、教育、診療、管理運営に関する評価項目を設け、大学の個性化と自律性に対応した幅広い人材から登用できるものとした。

課題(3)：学内における共同研究・プロジェクト研究等の研究奨励の在り方（ワーキンググループチーフ　松井　忍教授）。本学の研究奨励の在り方を検討し、平成十五年度から学長の政策的予算三千万円を財源に研究活性化の起爆剤として共同研究と奨励研究を実施することを決定した。共同研究は医学的に重要かつハイレベルで独創的な課題を解決するために、研究課題を中心に講座間の枠を超え、新大学院三分野・総合医学研究所を含めた研究チームを構成し研究を推進することを目的とする。奨励研究は本学の研究の活性化と若手研究者の育成を図ることを目的とする。

課題(4)：講座研究費の配付方法の見直し（ワーキンググループチーフ　勝田省吾教授）。従来、講座研究費は一律的配分が行われてきた。しかし、限られた資源を有効に活用するために、全体の予算を「基礎配分額」と「傾斜配分額」の二本立てに編成し、予算を配分することとした。予算配分の狙いは、平等の不公平を打開する先駆けとし、研究活動において競争的環境を導入し、研究者個々の研究活動のボトムアップにより、大学全体の活性化を目指している。講座という組織に対して初めて評価を行い、これに基づき予算の傾斜配分を実際に実施したことは大学創立以来の画期的な施策である。

最後に、国公私立大学を巻き込んだ大学選別評価と格付け、資源獲得競争の時代を迎えた今、研究活動への施策は、本学の浮沈をかけた法人経営戦略の一つとして位置付け、早急な施策実行や思い切った新たな人的、財政的な投資を行う必要がある。

研究推進会議委員

勝田 省吾教授（委員長）、中川 秀昭教授、大原 義朗教授、田中 卓二教授、飯塚 秀明教授、森本 茂人教授、土田 英昭教授、松井 忍教授

［事務系］浅野 進一郎部長、古居 滋部長、木村 晴夫副部長、本田 俊幸チーフ、北本 正俊スタッフ、寺井 明夫課長、上田 正博主任

［事務担当］濱中 豊スタッフ

第四章　国際交流について

国際交流委員会委員長

2004年6月～2009年9月

国際交流センター長

2008年4月～2010年8月

グローバルな舞台へ ―異文化への旅で新鮮な驚きと感動を―

（2007年、金沢医科大学医学教育海外研修　学内誌より）

イギリスやヨーロッパでは、「旅」はそれ自体が「大学」と考えられてきました。旅に出て異文化に触れることで、感動や新しい発見があり、心に火が付けられるからです。本学で医学を学ぶ皆さんにも「異文化への旅」に出て、異質なものを経験し、大いに知的刺激を受けてきてほしいと思っております。異文化体験は、その国の文化を知るばかりでなく、ふだん意識していない自分自身の思考や行動パターンに気付く契機となり、今まで知らなかった自己発見にもなります。また、海外での臨床医学研修は、その国の医療や医学教育を体験させてくれると同時に、医療はその国の文化に深く根ざしていることを教えてくれます。二十一世紀は地域の個性と共に豊かな国際性が求められる時代です。海外でのいろいろな体験や乗り越えてきた試練が未来への自信につながっていくものと確信しています。

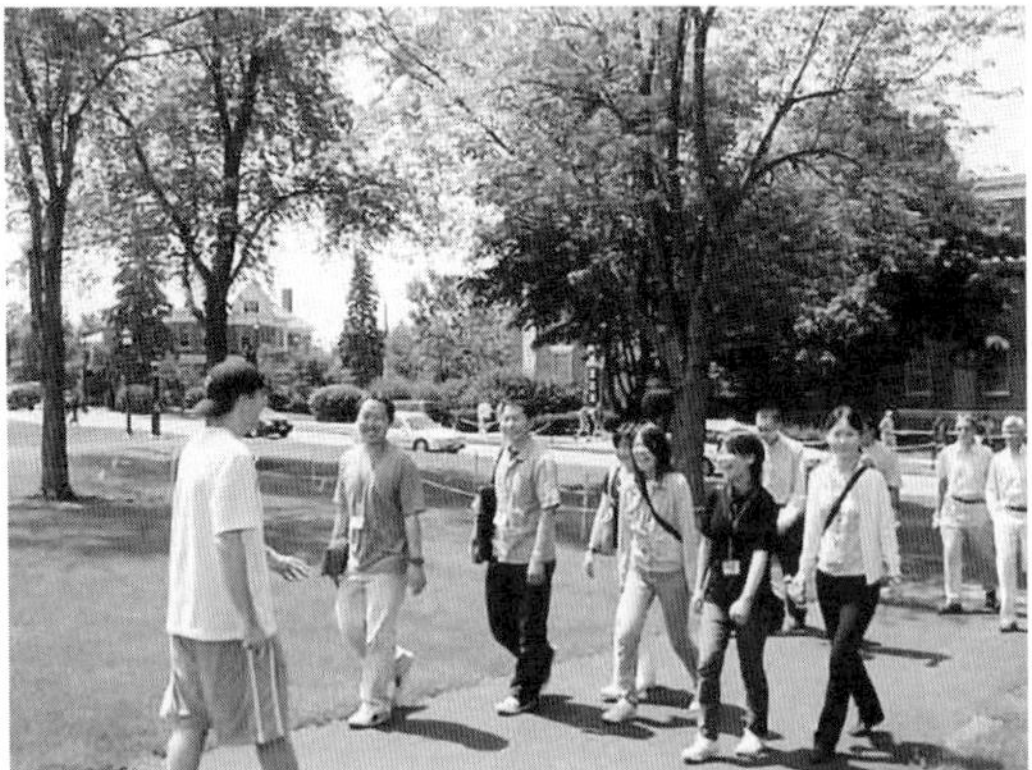

米国バーモント大学構内を散策する本学学生

「国際交流センター」開設
―グローカル・メディカル・ユニバーシティ※（Glocal Medical University）を目指して―

（２００８年、金沢医科大学報第１３４号）

本学の国際交流は開学以来、各教員や各教室レベルで行われてきましたが、大学として本格的な国際交流に取り組み始めたのは開学十周年を過ぎた頃でした。中国の教育・医療機関からの熱い要望に応え、さまざまな交流が始まり、昭和六十（一九八五）年中国医科大学（瀋陽市）、華中科技大学同済医学院（当時は同済医科大学、武漢市）、中日友好病院（北京市）と姉妹提携を結び研究員・研修員の交流を開始し、現在まで多くの共同研究プロジェクトを推進し成果を挙げてきました。

学生を中心とした米国の大学との相互交流は平成十（一九九八）年ジョージア州のマーサ大学医学部との姉妹校提携に始まりますが、近年、ハワイ大学John A. Burns医学部［平成十六（二〇〇四）年］およびバーモント大学医学部［平成十八（二〇〇六）年］と協定を締結し、医学部高学年生の臨床研修を目的とした交換留学や医学部低学年生の夏期語学・医学研修など、多様な国際交流が展開されています。

今年に入り、三月にベトナム軍医大学（ハノイ市）との交流協定が結ばれ、また、夏期四週間バーモントのセントマイケルズ・カレッジでの語学・医学研修プログラムが始まるなど、学生、大学院生、研究者の交換を含む学術交流が大きく前進する見込みです。

このような状況に対応するため、従来の国際交流課をスタッフ・スペースとも充実、拡張した「国際交流センター」が開設されることになりました。国際交流センターは学長直轄の組織であり、センター長、英語に堪能な三名のスタッフ、相野田紀子教授、古本郁美課長、大江佐乙美事務員が配属されました。

本学の国際交流は、①視野を広めて広く世界に貢献できるグローバルな見識と技術を持った人材を育成すること、②海外の大学・研究機関との交流により、教育・研究の促進と質的向上を図り、医学の発展に寄与すること、を基本方針としています。

世界がますます一体化しつつある今日、我が国のすべての大学・学部が国際化を目指しています。とくに、医学には国境はないといわれているように、医学・医療に携わる者は、国内の地域社会の医療に貢献するとともに国際人としての自覚の下に国際保健・医療に貢献することが期待されています。国際化時代を生きる新しい世代には、グローバルな視点を持ってローカルに行動し、ローカルな個性を持ってグローバルに展開する能力が求められます。本学にとっても広く国際的な学術交流を進め、とくに学生たちが異文化を生で体験し、次の発展へのステップとしていける機会を提供することが必要です。

国際交流センターは、これまでの国際交流活動に関する業務や広報機能のさらなる充実に努めるとともに、国際戦略構想を描き、本学の関連組織と連携しながら国際交流を発展させたいと思っています。当面の目標として、①本学の海外の学術交流協定校は七機関であるが、今後、アジア諸国を含めてさらに交流協定校を拡大し、それぞれの地域の特性に応じた交流の一層の充実を図る、②本学の学生・大学院生・研究者・教員の海外派遣による「外への国際化」の拡充に加えて、本学への外国人留学生・研究者の受入れ拡大による「内なる国際化」の推進を図ることを考えています。

教育環境が多様性に富むことが、学生の学びを豊かなものにしてくれます。本学のキャンパスで世界各地からのローカル色の強い留学生や研究者が学び、グローカル（グローバル＋ローカル）な医科大学となることを願っています。教職員の皆さまのご支援を心からお願いいたします。

※グローカル・ユニバーシティは、奥島孝康前早稲田大学総長による造語で、〈グローバル〉＋〈ローカル〉な大学の意。

バーモント大学（米国）交換留学生ウェルカムパーティー挨拶

（2006年3月8日）

Greeting Speech at the University of Vermont Exchange Student Welcome Party March 8, 2006

I would like to welcome everyone and thank you all for coming today to this meeting. On this occasion, we are delighted to receive a medical student from University of Vermont, Miss Mika Fujiwara.

As you know, 22 students from our school have visited University of Vermont since 2001, and thanks to Dr. Kida and his colleagues, they have received valuable medical training and also experienced life in America. However, we hadn't received medical students from University of Vermont before. So, Mika is the first student from Vermont.

Today we will be given an introduction to University of Vermont, which will deepen our understanding of the university. We also hope that this exchange program will be a good opportunity to make our own school better known to the students at University of Vermont, and that the relationship between our two universities will continue to flourish. In this spirit, we welcome you, Mika, again to our university and hope that you will take home with you many lifelong memories.

I conclude my remarks here and thank you for your attention.

Greeting Speech at the Mercer University Exchange Students Welcome Party April 7, 2008

From now I would like to begin the welcome party.

First of all, I would like to thank everybody for gathering here this evening. On this occasion, we are very pleased to receive four students from Mercer University, Mr. Mack Hendrix, Miss Sharlisa Waller, Miss Diane Eugenio, and Miss Elizabeth Crandall, who will take part in the Community Medicine course at our university for two weeks, as an international elective.

Through participating in this program and experiencing the general system of health care in Japan, I hope that the students will appreciate some of the similarities and differences that exist between the American system and ours. I also hope that this experience will contribute to promoting mutual knowledge, enhancing their skills, and understanding and appreciating different cultures.

I sincerely hope that the four students from Mercer University will spend an enjoyable and meaningful 2-week period with us, and take home with them many lifelong memories.

Please have a wonderful time in Uchinada, Kanazawa and Japan.

マクデブルク大学（ドイツ）学術交流記念講演会挨拶（2009年3月9日）

Greeting Speech at the Lecture in Commemoration of Academic Exchange between Magdeburg University and Kanazawa Medical University March 9, 2009

I am delighted to greet and welcome Professor Albert Roessner from Magdeburg University on the occasion of this academic exchange memorial lecture celebrating the close partnership between our two universities. And at the same time, I would like to thank everyone for gathering here this evening.

As you already know, thanks to the significant efforts of Prof. Roessner our Kanazawa Medical University and Magdeburg University have been able to reach an agreement whereby students and researchers from our respective universities will be able to visit each other and also undertake collaborative research work in various fields. Such exchange is vital both from the view of medical education and general education.

This morning, President Yamada and Dean Ohara have signed the necessary documents. And on this happy occasion for our university, Prof. Roessner has been kind enough to come all this way to give us this lecture.

This great effort of Prof. Roessner represents the first collaborative step in this new partnership between our universities, which we are especially excited about since this is the first academic relationship that Kanazawa Medical University has established in Europe.

In closing, I would like to thank Professor Roessner again and express the sincere hope that our future partnership will be a long and very fruitful one.

Thank you.

第五章　大学の将来を考える

大学管理運営評価委員会委員長

2009年4月～2010年8月

金沢医科大学の改革の必要性と方向について

（２０１０年6月28日、大学管理運営評価委員会答申・抄）

はじめに

金沢医科大学は、「人間性豊かな良医の育成」、「知識と技術をきわめる」、「社会に貢献する」という建学の精神を掲げて、昭和四十七（一九七二）年六月に設立された。これまで多くの困難を乗り越えて現在三十八年を経過したが、今またさらなる厳しい競争の時代を迎えて解決あるいは改革しなければならない多くの問題を抱えている。

学校法人金沢医科大学には、本学の教育、研究および診療に関する管理運営状況を評価し、理事長に意見具申することを目的とする金沢医科大学管理運営評価委員会が置かれている。

平成二十一（二〇〇九）年四月、山下公一理事長は大学管理運営評価委員会を設置された。委員会では、委員の幅広い視野と専門的視点から本学の現状評価と課題解決に向けて協議を重ねてきた。本稿は協議結果を山下理事長に答申（抄）したものである。

Ⅰ．現状評価

1．医学部入学志願者の動向（図11参照２１２頁）

志願者数は過去九年間［平成十三（二〇〇一）年～平成二十一年］にわたって全国私立医科大学、本学とも増加の推移をたどってきた。しかし、平成二十二年度は全国的に増加（七三、三九一→七七、一二六人）したが、本学は残念ながら減少が必至である。

2．医師国家試験成績の低迷（図10参照160頁）

過去三年間の新卒国試合格率（合格者数）は平成二十（二〇〇八）年八九・八パーセント（八八人）、平成二十一年八一・二パーセント（八二人）、平成二十二（二〇一〇）年八一・一パーセント（七七人）と低迷している。国試合格率は過去散発的に九〇パーセントを超えるが（平成十三年九〇・一パーセント、平成十四（二〇〇二）年九三・一パーセント、平成十五（二〇〇三）年九一・六パーセント、平成十八（二〇〇六）年九二・五パーセント）、不安定で継続・安定した成績を残せず、六年間の学部教育をあらためて検証し、根本的な解決策を講じなければならない。

3．科学研究費採択状況

過去三年間の科学研究費採択状況は平成二十年度五十九件（九千三十四万円）、平成二十一年度四十九件（六千三百十万円）、平成二十二年度六十三件（八千八百五十万円）で、若干の増減はあるが低迷しているのが現状である。臨床系教員・若手研究者の不足が研究活動の低迷に深刻な影響を与えている。

4．研修医の確保

新臨床研修制度導入以降、新卒者の確保が難しくなっており、医局の維持そのものが困難さを増している。とくに、将来の本学を担う初期臨床研修医数が低迷しており、また、後期臨床研修への定着率も低く、臨床各科の医師不足の解消に至っていない。研修医マッチ者において自大学出身割合が本学では過去四年間一〇〇パーセントで他大学からの希望者が皆無であり、本学全般の外部評価を高める必要性を強く示唆している。

5．診療

診療におけるスタッフの不足は深刻で、診療科により事情は異なるものの、入院数や手術数の減少、診療報酬の減少、過労による診療に対するモチベーションの低下が発生しつつある。また一般診療に時間が費やされるために、先進的治療の準備や導入が欠落する可能性がある。

現状のまとめ

本学の現状における最大の問題点は、

・医師国家試験合格率の低迷

・医師不足

の二点に集約される。この二点が改善されれば本学の将来は明るいものになると思われる。したがって、この二点の解決に向かって学長、教職員全体が一丸となって努力することが強く求められる。これらの問題を解決するには金沢医科大学が、一つのコミュニティとして機能し医学生や初期臨床研修医を育てる体制を創造できるか、金沢医科大学の医学生や初期臨床研修医が教職員、指導医の慈しみを実感できるような指導体制を構築できるかが、今最も問われている。

また、本学の収入の七〇パーセントを占める病院の患者数の減少もあって、消費収支が大学全体、氷見市民病院とも支出超過の現状にある。経済的事業体としての経営的な観点からも改善が急がれる。

Ⅱ．大学管理運営評価委員会からの提言

1．「国試成績の低迷から脱する」ために一貫性のある教育を目指して

大学管理運営評価委員会では、各委員から忌憚のない意見が表明され、ほぼすべての委員が、現在本学が直面している最大の問題点は「長年にわたる医師国家試験成績の低迷」であるとの認識で一致していた。本学入試における出願者数の増減に、臨床研修医の多寡や質に、医療・研究スタッフの層の厚さに、大学院や医局での研究活動に、科研費獲得の多寡に、教授選考の妥当性になど、ほとんどすべての分野にわたる本学の問題点は直接・間接的にこの一点に帰着する。このゆえにあえて大学管理運営評価委員会は「国試成績の低迷から脱する」ことを六年一貫したキーワードとし、本学の入試から卒業判定・医師国家試験対策に至る六項目についての解決策を提言する。

(1) 本学医学部入試が指向すべき方向性

平成十八年度をピークとして平成二十一年度まで、本学医学部入試の総出願者数は常に二、五〇〇名を超えていた。しかし、平成二十二年にはわが国の医学部定員が一、二二一名増加したこともあり、全国の出願者数は増加したが、本学は残念ながら減少した（二、五九五→二、二〇〇人程度）。

とくに一般入学試験における出願者数の落ち込みが顕著で、それが総出願者数の減少にそのまま反映されている。この減少の理由には、第一に他大学における入学定員の増加と本学入学定員の据え置きが考えられる。第二に平成二十二年度は私大医学部の試験日程が競合を避ける方向へ大きく変化したことが影響していると思われる。第一の理由については、大幅な施設・教員増を必要とする入学定員増加に慎重な本学の対応を良しとしなければならない側面がある。しかし第二の理由については十

分考慮・対応しなければならない。この理由は、根本的に本学のブランド力の弱さ、具体的には国試合格率の低さによるとの見方ができるからである。よって、従来行われてきた受験生獲得の一般的手段、例えば試験会場の増設、奨学金を増額、あるいは入試説明会の開催などでは克服しがたい所まで本学の入試制度は来ていると認識することが大切である。今は受験者数が右肩上がりの入試を望むよりも、少し時間はかかるが、本学の質的な改善を第一とする方向へ、軸足を移していくことが必要であろう。

(2) 第一・二学年における学習・教育

一般教育は医学教育のスタートラインであり、科学としての医学を学ぶ上での基礎となり、また、「医の心」の基本を学び医師としての人間形成の基盤となる重要な科目である。

総合的な臨床能力の根底となるのは基礎医学である。高学年で患者の問題発見と診断のプロセスを考える臨床推論能力が要求されるが、低学年で基礎医学知識をinputし、いつでもoutputできる習慣を身に付けることが大切である。そういう視点から見ると、基礎医学と臨床医学とを病態生理の理解に立って連絡する重要度の高い科目、例えば、病理学が極めて窮屈なカリキュラムに閉じ込められている現状やユニットの人員配置については改善を要するように思われる。

「国試の低迷から脱する」ことを六年一貫したキーワードとするならば基礎医学教育でもいくつか実行すべきことがある。基礎医学修得において、教科書の重要性は言うまでもない。幸い基礎医学の各分野ではしっかりとした教科書指定を行っている。第一に、その教科書をしっかり読みこなす勉強の重要性を全教員が口をそろえて学生に伝えるように提言したい。第二に、各基礎医学分野に関連する医師国家試験問題の洗い出しや出題傾向の把握が必要である。医師国家試験対策は臨床が中心で行われるが基礎においても応分の寄与が必要で、いわば本学の総合力が試されている。

(3) 第三・四学年における学習・教育：反復学習が学生の知識の幅と深みを増す！

臨床分野の講義が主体となり、臨床実習に必要な素養と知識を蓄えていく時期である。まずは内科学各分野の基礎知識を充分に習得すべきである。シラバスを頼りにした底の浅い勉学から脱却すべきである。「新臨床内科学」と「内科診断学」（福井・奈良著）とを講義に合わせてじっくり読み進めるよう誘導する。臨床医学分野においても、医師国家試験の既出問題の出題傾向を解析し、また各臨床医学部門において医師国家試験出題基準に沿った教育役割分担の再調整が急がれる。医師国家試験出題基準に沿い、医師国家試験に多く出題されている疾患においては、その疾患の症候、検査、鑑別診断、治療法につき「新臨床内科学」と「内科診断学」を第三学年からスタートして第五学年の終わり頃までに二回以上読み、疾患の成立機序などにつき理解を深めるべきである。言うまでもなく「新臨床内科学」は各種疾患についての知識の縦糸となり、「内科診断学」は症状や検査についての横糸となる。また「内科診断学」は臨床推論の基盤をつくるとともに国試での必修問題対策にもなる。外科は「標準外科学」がスタンダードであろうが、内科的知識との兼ね合いにより勉学内容を手術やそれに関連した事項に限るなどの省力化を図ることができる。

医学の膨大な知識を習得し応用するためには反復学習が必須である。ユニット制講義の欠点は反復学習に適さない点であり、何らかの制度改善が必要である。

(4) 第五学年における学習・教育

第五学年は臨床医学教育と臨床実習を主とし、標準試験を含めた国試対策は従とすべきである。臨床各部門で行われる臨床医学教育と臨床実習においても、医師国家試験出題基準に沿った教育重点項目の割り出し、および各部門での役割分担の調整が急がれ、医師国家試験に多く出題される疾病例を中心に、実際症例における診断、検査、鑑別診断、治療の進め方の他、医療安全、院内感染防止、接遇など実際医療に必要な項目を習得する時期としても重要である。この時期は学生が本学臨床各部門の活躍を目の当たりにする時期であり、卒業後の本学定着を目指し、各部門がとくに力を入れるべき期間として重要でもある。

(5) 第六学年における学習・教育：標準試験・卒業認定

昨年度まで行われてきた第六学年の標準試験については、医師国家試験との乖離が指摘されており、一部の第六学年が国家試験対策とは別に標準試験用の過去問題集に全力で取り組まざるを得ない状態に追い込まれ、国家試験合格率の低下の原因の一つに挙げられていた。本年度は第六学年の標準試験を医師国家試験にできるだけ近い問題とするよう改変がなされており、国家試験対策が標準試験の結果に反映される仕組みがつくられた。理想的には、各学年の標準試験問題作成に当たり、医師国家試験出題基準の各項目が、過去の医師国家試験の出題の頻度等によって重み付けされ、教育項目として役割分担がなされたあとに、各教員がこれに準拠した問題作成に習熟した後、A．本学独自の問題作成プログラムによってつくられること、B．このプログラムは受験者個々人の得点分析により、得意・不得意分野を洗い出しできるように企画されること、C．標準試験問題はこのプログラムによって作成された問題プールから出題されること、D．標準試験の得点分析結果は本人・保護者に明確なかたちで通知されること、E．卒業判定基準はあらかじめ公表されること、が望ましい。

(6)「成績不振学生」への対策

成績不振学生への対策は学生本人、ご父兄そして国家試験合格率という点で極めて重要な課題である。これまでもいろいろと対策が講じられてきているが国試合格率が示しているように十分な成果が挙がっていない。既に、低学年教育を担当している教員から全体的な学力低下が指摘されており、今後ますます、成績不振学生に対する指導が重要になるものと思われる。

現在、臨床教育担当教員が第六学年下位三十名の指導にあたっているが、さらにきめ細かい指導を望みたい。入学生全員が国試に合格するには、第一学年から成績が落ちている兆候を示す学生には、完全に落ちこぼれる前に手を打つことが大切である。入学させた学生をふるい落とすのでなく、徹底した補習教育・個人指導によって高い付加価値を付ける努力をし、何とか卒業させ、国家試験に合格させることが求められる。そのためには教員と学生との、また先輩と後輩との人間的な絆や愛着を育む場が必要である。一人ひとりの学生を丁寧に慈しみ、愛情と忍耐を持って地道な教育を行えば、どのような厳しい競争の時代になろうと、志願者・ご父兄は本学を選んでくれるであろう。

2. 研究活動のさらなる前進のために

(1) 研究活動の位置付け

大学の中心的な使命の一つが高度な学術研究を推進し、創造性豊かな優れた研究者を養成することであり、本学における重要な課題の一つが教育研究機関としての研究分野の活性化、改革である。

本学は「教育の金沢医科大学」を標榜しているが、研究への活発な取り組みとその結果、新たな知識の創造と社会貢献があって初めて大学という教育研究機関であり、常に一定の研究レベルを維持することが求められる。また、教育と研究はお互いに大きく補強し合うものであり、研究は良い教師・医師になるために行わねばならない。研究分野の低下、研究意欲・研究マインドの低下・後退は、教員の士気と教育レベルの低下、特定機能病院としての診療レベルの低下、外部評価・学識レベルの低下などの現象をもたらし、教育研究事業体としての経営基盤を根底から揺さぶる危険をはらんでいる。このような観点から、「幅広い研究分野の向上」を目指して施策を講じることが重要である。

(2) 大学院の充実

改組され平成十五（二〇〇三）年四月からスタートした現大学院医学研究科は、基礎医学と臨床医学の融合、学際的研究の推進と教育の充実、医療ニーズに対応し得る医学知識・技術を有する高度医療人の育成を骨子としている。

現状では、毎年二十名前後（定員三十五名）の入学生がいるが、ほとんどは臨床系社会人入学生である。したがって、基礎系教員や総合医学研究所教員が積極的に参加する授業（講義、演習、実験実習、研究指導）を増やして授業の充実、臨床系教員の負担軽減策を講じることが望まれる。また、研究分野ではとくに英語は不可欠であり、授業科目に「英語」を配置するのも大学院教育の充実に貢献するものと考えられる。

全国的にみても各大学で外国人留学生を受け入れ、研究の活性化・実績の向上に努めている。本学においても魅力的な大学院をつくり、アジアを中心とする外国人留学生が集い、本学の研究の発展に参画できるよう工夫するべきであろう。

(3) 産学連携

本学が社会に貢献するためにも産（物づくり）と学（人づくり）が連携することは重要である。また、経営的な観点からも産学連携を積極的に推進することが望まれ、コーディネーターの役割も大きい。本委員会からもユニークなアイデアを募集する制度や「金沢医科大学アイデア賞（仮称）」の創設も提案されており、産学連携の活性化が望まれる。

3. 診療活動への姿勢

大学病院における診療は、医療を通して社会貢献するとともに、「医師養成機関」である本学にとって、卒前・卒後の医学教育、とくに、学部学生の臨床実習は最も重要視されるものであり、病院の収支は大学の経営に大きく影響するので、診療活動には理事長・病院長と共に学長も大きな責任を有している。大学病院においては患者に信頼され、地域医療に貢献する良医の育成と輩出、優れた臨床医の確保が本学にとって不可欠である。しかし、先に現状評価の項で述べたように、本学の臨床系スタッフの不足は深刻であり、現在、本学が抱えている多くの問題・課題の根底に深く関わっている。したがって、喫緊の要事として、その解決に向けて最善を尽くさなければならない。

本委員会として、いくつかの意見や改善策を提案したい。

①臨床系教室は、教育・診療・研究の三つの使命を果たすために日々努力をしている。臨床系教員の本学における役割と実績・貢献を評価し、ますます意欲的に仕事ができるようサポート体制を構築する、②診療水準の維持と卒前・卒後臨床教育のためマンパワーは重要であり、人財（材）確保に向けた大学全体の取り組みを期待したい、③予算やヒューマンリソースが限られ、むしろ減少している現状では、本院のリーダーとなり得る診療科・診療部門を診療活動の中心に捉え、思い切った傾斜配分するのも一つの方策である、④臨床研修医確保に向けた方策：宿舎手当を含む諸手当と給与体系の改善を図る、魅力的で特色ある研修環境をつくる、初期臨床研修と後期研修の一貫した教育体制を確立し、実践的な教育プログラムと指導体制を充実する、⑤女性医師の就業を容易にするため、柔軟な勤務体系の創設のための専属プロジェクトチームを編成する、⑥氷見市民病院への医師派遣制度を構築する。

本学の将来の医療・医学教育に「希望、発展、夢」といったポジティブな方向を見据え、改革を推進しなければならない。

4. 管理運営と大学の将来構想

理事長（法人部門）と学長（大学部門）および病院長（病院部門）が共通認識のもと本学の将来構想を練り、その実現に向かって強力に連携してそれぞれの部門の管理・運営にあたることが最も肝要である。以下、大学管理運営評価委員会として、いくつかの提言を行うので将来の検討課題としていただきたい。

(1) 教授選考の在り方

教授選考は大学経営に大きく影響を及ぼすことを十分視野に入れて選考にあたらなければならない。とくに、臨床系教授の場合は、教授の交代により専門分野の変更やスタッフの充足状況で診療体制が大きく変化することから、病院経営に直結する。こうした観点から臨床系教授の選考にあたっては臨床的技量や管理能力の適切な評価が必要となる。そして、候補者の示す診療活動の目標や達成の具体的な手段は、大学の将来構想と一致していなければならない。教授選考を教授会に任せるのではなく、法人（理事会）側も参加することによって、その結果責任を教授会と理事会とが共有するようなシステムが望ましい。

現行の教授会の在り方についても再考すべき時に来ている。

(2) 理事会と学長との関係について

学長は、理事会から委任されて教育研究に関する管理運営を行う。

大学の管理運営の方法や具体策については学長に任されているが、私学であるからその管理運営にあたっては理事会または理事長からの大学経営に関する指示について、学長はそれにしたがって管理運営を行う義務があることを認識すべきである。

(3) 看護学部の発展に向かって

看護学部における教育、研究、運営等については、医学部におけるそれらとかなり異なる面もある。

そのため、学長は看護学部を視野に入れ、看護学部長と綿密な連携を取り、看護学部の学生・教職員等の意見をすくい上げながら、看護学部の発展に向けてのビジョンを示すことが求められる。また、社会、医療の急激な変化に対応した高度専門看護職者養成のために、看護学部の大学院修士課程の設置に向けての議論を始める必要がある。

⑷ こころのケアシステムの創設

現在、学生部保健室に学生相談室が設置され、学生の「こころ」の病に対してカウンセリングが行われており、さまざまな学生のセイフティーネットとなっているが、時間枠数が不足しているのが現状である。病院には「日だまり」が設置され、若い看護師を中心に「こころ」の病に対してカウンセリングが行われており、離職防止に貢献している。一方、大学職員に対する「こころ」のケアを行う組織はない。精神科教授を管理者とし、病院も含めた大学全体の「こころのケアシステム」を創設し、セイフティーネットの張られた温かい大学の実現を図るべきである。

Ⅲ．おわりに

私立大学は少子化時代を迎え、上位校は「学生の質の低下」を心配し、中位校は「定員割れ」、下位校は「大学の倒産」が心配事となっている。現在、医科系大学は幸いにも上位校に位置しているが、文部科学省は全国的な医師不足が深刻さを増す中、医学部新設の容認に向け本格的に検討する方針を決めた。近い将来、医学部が新設され、その後の医師過剰による厳しい競争の結果、淘汰される大学も出てくるであろう。いつの時代も「魅力ある金沢医科大学」として、この北陸の地で光輝いている医科大学として生き残れるよう、全教職員が一致協力して大学の将来を創り上げていかなければならない。

大学管理運営評価委員会

任期　平成二十一年四月～平成二十二年八月

委員長　勝田 省吾（学長補佐）

委員　川上 重彦（形成外科学教授）、横山 仁（腎臓内科学教授）、小坂 健夫（一般・消化器外科学教授）、神田 享勉（地域医療学教授）、篠原 治道（解剖学Ⅱ教授）、森本 茂人（高齢医学教授）、元雄 良治（腫瘍治療学教授）、松田 博男（一般教育機構特任教授）、北岡 和代（看護学部教授）、前多 一美（看護部看護師長）、大森 政幸（医療技術部技師長）、大野木 辰也（事務局次長）、木村 晴夫（事務局次長）、中山 正喜（事務局次長）

第二部　学長就任から退任までの六年間

2010年～2016年

第一章　「自信と誇りを育む大学」を目指して

良き医療人の育成を目指して ―年輪教育―

（２０１０年、金沢医科大学報第１４４号「学長就任の挨拶」）

このたび、九月一日付けで金沢医科大学学長を拝命いたしました。大変光栄であるとともに責任の重さに身が引き締まる思いでいっぱいでございます。平成六（一九九四）年から今日までの十六年間、本学からいただいた恩顧に応えるべく全力を尽くす覚悟でございます。

本学は昭和四十七（一九七二）年創立以来、三十八年の歴史を刻んできました。この間、三千名を超える優れた医師や研究者を世に送り出し、日本全国で地域医療や高度先進医療で大きな力を発揮し、医療の中核を担っています。また、平成十九（二〇〇七）年には看護学部が創設され、本学のさらなる発展が期待されています。本学は今では特色ある医科大学として高い評価を得るまでに成長しました。しかし、これまでの発展の道のりは決して平坦なものではなく、多くの苦難・逆境の中で新しい金沢医科大学を目指して懸命な努力が続けられた結果だと理解しております。諸先輩方の弛まぬ努力によって築かれた我が金沢医科大学をさらに発展させ、あとに続く人たちに渡すことが、現在いる私たちの責務と考えております。

ここ数年、医科大学をめぐる情勢は大きく変化し、とくに今までとは質の異なる厳しい状況が生まれてきています。第一に、少子化によって十八歳人口が急速に減少し、これまで以上に受験生が大学を選ぶ時代の到来。第二に、平成十六年度からスタートした「新臨床研修医制度」による医療の現場での、若手医師の「争奪戦」の激化。第三に、国立大学が平成十六年度から法人化され、もはや国公私立という設置形態を問わず、競争もまた「自由化」されたことによる大学間競争の激化。第四に、医師不足の顕在化。第五に、医学部入学定員の増加に伴う教育指導体制の強化、などです。さらに、医師不足に加えて、医療不信、医療費問題など医療崩壊ともいわれる状況にあります。日本全体の医療システムの改革は、医学・医療界の関係者だけでは不可能で、医療政策担当者や国民を含む医療界以外の人たちの理解と活動が必要です。しかし、大学の質が問われる真の競争の時代を生き抜くためには、私たちの大学は私たち自身が「魅力ある大学」を目指して必要な改革を推し進めていかなければなりません。

医科大学の社会に対する主な使命は、良き医療人を育成する教育、医学・医療の発展に貢献する研究、高度先進医療と安全かつ良質な医療の提供です。本学は創立以来、「倫理に徹した人間性豊かな良医の育成」を建学の精神に掲げ、今日まで多くの優れた人材を輩出し、社会に貢献してきました。しかし、先に述べたように現在、大学を取り巻く環境は大変厳しく、本学も多くの解決すべき課題を抱えておりま す。今、「教育の金沢医科大学」として本学が取り組まなければならない最優先課題は、六年間の医学教育の改善とその教育の成果としての医師国家試験の合格率を毎年高い水準に維持することと考えております。本学の教育システムを今一度真摯に検証して、学生のための教育改革を着実に進める必要があります。そのために、新たに教務部を設置いたしました。私は教育改革の根本は教育の現場にあると考えております。教務部を中心に、現在の六年一貫統合型カリキュラムを見直し、学生たちが意欲を持ってより効果的に学べるカリキュラムの改善に努めたいと思っております。とくに臨床実習は医学教育の中で最も重要視されるべきものです。臨床実習前教育と臨床実習を効果的に結び付け、学生たちが臨床的な考え方を十分に身に付けられるようにしたいと考えております。また、第六学年に対しては、山下公一理事長の発案で設置された「スチューデント・ドクター医局」を十分に活用したいと考えております。

私は学長に就任するにあたって、「年輪教育」というキャッチフレーズを掲げることにしました。樹木は地中に張り巡らせた根から水や栄養を吸い上げ、風雪に耐えて一年に一つずつ年輪を重ねて大木になっていきます。本学の学生たちがカリキュラムの中で医学・医療を学び、日々努力を重ね知識・技術を習得し、また、豊かな人間性を育み一歩ずつ着実に医療人として成長していく教育をイメージしています。厳しい競争の時代にあっても、大学に魅力があれば学生たちは本学を選んでくれます。そして、慈愛をもって教育にあたれば、多くの「良き医療人」が育ちます。ここ北陸の地でキラリと光る「教育の金沢医科大学」の実現に向かって、教職員・学生共に努力して大学の将来を創り上げていかなければなりません。

学長就任にあたってのご挨拶を兼ねて、当面の重要課題に対する取り組みと私の思いを述べさせていただきました。皆さま方の温かいご支援とご協力を心からお願い申し上げます。

〔学外メディア掲載記事〕

大学の顔

（2010年、學都　第40号）

「人間性豊かな良医の育成」を建学の精神に掲げる金沢医科大学は、近年、臨床実習の充実や地域医療の現場への進出などによって、専門分野にとどまらない総合的な医療を提供できる人材育成に心血を注いでいる。九月に新しく学長に就任した勝田省吾氏は、そうした方針をさらに推し進め、学生が優れた医療人となる基盤を築き上げる教育の重点化を目標に据えている。「本学の真価は学生と教員が信頼関係で結ばれた教育の伝統にある」と言い切る勝田氏に、新学長として今後の医学・医療教育に果たすべき役割と決意を聞いた。

アットホームな教育で医療人の原石を磨く

私はこれまでにも副学長や学長補佐を務めてきましたが、九月に学長を拝命してから、あらためてその責務の重さを実感しているところです。金沢医科大学は二年後に創立四十周年を控え、これまでの歩みの中で、高等教育機関としての伝統を着実に作り上げてきました。

大学は教育と研究を車の両輪として成り立ちますが、本学が重視してきたのは、やはり医療に携わる人材の教育です。教員と学生の距離が近いアットホームな雰囲気で、学生一人ひとりと向き合うフェイス・トゥ・フェイスの教育を実践してきました。夏休み明けの最初の授業の日、教室に入ると、私が次期学長に決まったことを知っていた学生たちが温かい励ましの拍手をしてくれました。私は胸が熱くなり、同時に学生たちのために全力を尽くさなければと強く思いました。本学の学生にはまだ磨かれていない素晴らしい原石の素質があり、私たち教員にはその可能性を引き出す責任があると心得ています。

医師や看護師はさまざまな患者さんとのコミュニケーションが求められる職業ですから、教える私たちも、医療の専門家である以上に、一人の人間を育て上げる意識を持ち続けなければいけません。本学はカリキュラムの中で、学年に応じた看護体験実習や参加型臨床実習などを取り入れ、学生が医療の現場で患者さんと直接触れ合う機会を数多く設けています。実習の場で、現場での振る舞いや適切な処置といった医療の知識や技術を学ぶことはもちろんですが、患者さんが抱える痛みや悩みを感じ取って、その思いを受けとめる心の広さや豊かさを育てることも重要です。

そんな医療人を育てる教育を実践するためには、私自身も含めて、教員の側も自らの姿が学生の手本でいられる医療人として切磋琢磨しなければならないでしょう。幸い本学の教員には、研究においても教育においても優秀な人材が集まっています。教員が学生たちとより深い信頼関係を結んで、一人ひとりの夢や願いを実現できる教育を目標にしたいものです。

東北大学総長などを務めた工学者の西澤潤一先生は、「人間を教育できるのは神だけであり、われわれ教師は神の代理なのだ」という言葉を残していらっしゃいます。教育はそれだけ尊い仕事だということを、本学の教員全体で常に肝に銘じながら、医療に向き合う人づくりを重視した教育システムを確立することが、学長としての私の使命です。

一生涯勉強できる医療人の土台を作る

私が専門とする病理学は、病気が発生するメカニズムを解明し、病気の診断を確定することを目的とする医学分野です。医療現場で直接患者さんに接することは少ないのですが、体のあらゆる部位における病気を診断し、治療方針の決定に関わることから、医療全体を下支えする学問であるといえるでしょう。

現在の医学は、診療分野ごとの専門分化が進み、医療知識の拡大や医療機器の高度化などによって、医療スタッフが学ばなければならない事柄は、かつてとは比べものにならないほど増えています。一人前の医師や看護師になったあとも、最新の医学情報を収集し、一生涯勉強し続ける必要があるのです。

こうした現状を踏まえて、本学が学生に何を教えるべきかを考えたとき、病理学がさまざまな診療の基盤となっているように、大学での六年間の勉学が終わって、実際の医療現場に出たあとも成長を続けられる人材にするために、その土台となる経験を積ませることが必要ではないかと感じます。先ほどから申し上げている人間性を育てる教育にも通じる話ですが、学生が病院の中だけにとどまらず、さまざまな医療現場を幅広く知ることで、一人ひとりの患者さんに最も適した医療を提供できる力を養えるはずです。

例えば、本学は地域医療への貢献を目指して、平成二十（二〇〇八）年から氷見市民病院を指定管理者として運営し、今年八月には公立穴水総合病院に能登北部地域医療研究所を開設しました。こうした地域医療の拠点で学生が学ぶ機会を作れば、専門の垣根を越えた総合的な医療に触れることができます。能登は体に不便を抱える高齢者が多く、氷見は精神的なストレスを抱える人が多いといった違いを知って、地域の特性に応じた医療の在り方を考えるきっかけにもなるでしょう。

学長になるまで国際交流センター長を務めていた立場としては、海外への語学や医学研修などのプログラムも充実させて、多くの学生にグローバルな医療現場を体験させてあげたいと思っています。私自身も米国の大学で研究に従事した経験がありますが、外国の文化を肌で感じて、その国の医療を知ることは、外側の視点から日本の医療や医療人としての自分自身を再発見することにもつながります。これまでは交流が比較的少なかったヨーロッパの大学とも手を結んで、国内外の大学との連携を盛んにすることで、本学のキャンパスを石川県から世界に広がる舞台として整備していくつもりです。

学生がそれぞれの夢を追える教育を実践

私の実家は、白山市の旧石川村で農家を営んでいて、少年時代の私は、近所の農家がお互いに助け合いながら、力を合わせて農作業をする姿を見て育ちました。そのせいか、組織が目的を達成するためには、そこに属する人間同士の「和」こそが最も大切な要件だと確信しています。本学のかじ取りにあたっても、学長一人だけでは何もできません。教職員の皆さん一人ひとりに協力を仰ぎ、信頼できるパートナーになってもらうことが、より良い大学を実現するためにとても大切だと考えています。

組織のトップがそのような信頼を得るためには、将来に対する明確なビジョンを周囲に示す必要があるでしょう。本学が他大学に誇ることができるコア・コンピタンス（核になる能力）は、何といっても、教員が学生と一緒に築き上げてきた教育環境です。私は学長に就任するにあたって、「年輪教育」というキャッチフレーズを掲げることにしました。樹木が地中に張り巡らせた根からさまざまな栄養素を吸い上げ、風雪に耐えて一年に一つずつ年輪を重ねていくように、講義や臨床実習、語学研修、医学研究など、カリキュラムの中で多様な形態の授業を経験し、努力を重ねることで学生が一歩ずつ着実に医療人として成長していく教育をイメージしています。

「人間性豊かな良医」を目指すといっても、学生たちがそれぞれ思い描く夢は決して一つではありません。過疎地での地域医療に従事したい学生もいれば、海外で最先端の医療に携わりたい学生や、研究に打ち込んで医学の発展に貢献したい学生もいるでしょう。本学での六年間を経験した学生が、自らが望む選択肢を選び取る実力を備えて、それぞれのフィールドで「良医」や「研究者」として活躍できる、そんな教育の実践こそが、「年輪教育」の理想像に他なりません。

最近、ともすれば病気だけを診ることに集中し、病人の全体像を診ることを忘れがちです。良い医師は病気を持った人全体を見なければなりません。医学知識と医療技術に加えて、医療スタッフの人間性を育てる本学の教育姿勢は、一人の人間として患者さんに誠実に向き合う人材を送り出してきた自負があります。教員と学生が温かい信頼関係で結ばれ、卒業生がそれぞれの現場に巣立ったあとも、折りに触れて母校のことを思い出し、そして訪ねてきてくれるような大学を、学長として実現していきたいですね。

新春鼎談
創立四十周年へ向けて　―本学の将来構想について考える―

（２０１１年、金沢医科大学報第１４５号より抜粋）

〈出席者〉
山下 公一 理事長、勝田 省吾学長、川上 重彦病院長
司会：中山 正喜事務局局次長

本学の現状と将来構想について

――本日は三名の先生方に「本学の将来構想」についてお話を伺います。はじめに、山下理事長から口火を切っていただきたいと思います。

山下　本学は間もなく創立四十周年を迎えることになりますが、開学以来この四十年間に実に多くの人々が学内外から本学の発展にご尽力いただいたことをこの機会に感謝しなければなりません。開学時のまさにゼロからの出発以来、発展を続け、多くの人々の

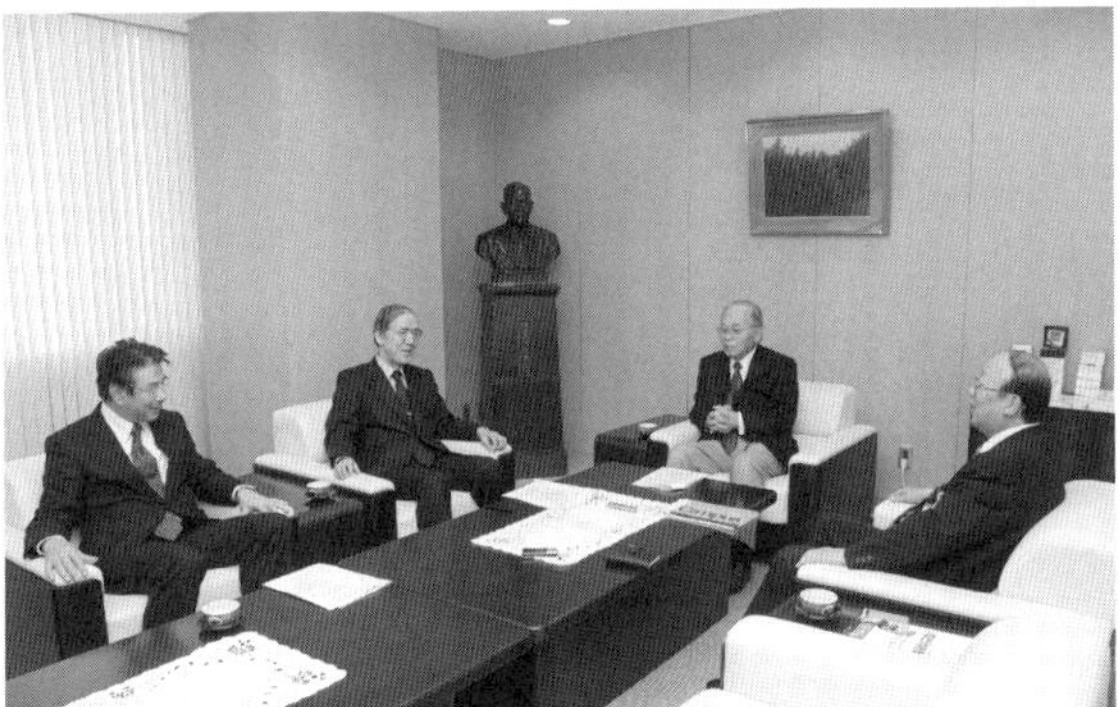

左から川上病院長、筆者、山下理事長

尽力の上に立って今日の金沢医科大学があります。現状に甘んずることなく、将来に向かってさらなる発展に努力していかねばなりません。

本学の「建学の精神」は、昭和四十七（一九七二）年六月一日の開学式において初代理事長の益谷秀次先生が式辞で述べられた「良医を育てる」「学術をきわめる」「社会に貢献する」を受け継いできました。その中での第一は「教育」、すなわち、良質の医師を育成することにあることはずっと変わりません。

医科大学あるいは大学医学部というのは、医学を発展させるとともに次の時代にしっかりとバトンタッチしていけるよう次世代の医師を養成するのが第一課題であります。この四十年間、多くの方が本学の教育に情熱を注ぎ、成果を挙げてこられました。時代と共に教育の担当者が代わってまいります。先人が切り拓いた良い点を蓄積して次の世代に受け継ぎ、さらなる進歩を指向しなければなりません。

教育は種蒔きであるといわれます。種を蒔き、手をかけて大切に育ててはじめて実りが期待できます。また、医学部の卒前教育には六年という長い月日が与えられています。六年という青年期の貴重な人生の一時期を大学が託されており、これを有意義なものにするために、学生を預かった大学に責任の多くがあります。学生の学業成績が、個人情報の名のもとに各学年の一部の教育担当者の中だけで処理され、学生の成績などの情報が輪切りのままで終わっている状況は改善されなければならないと思います。学生個人の学業成績は各学年を経て長軸的に経過を追って管理把握し、学生自身の教育に利用すべきではないでしょうか。病気の患者さんの場合は当然ですが、教育においてもフォローアップして長軸的な視野のもと適切な処置を行うことが大切であることは言うまでもありません。

六年一貫教育といいますが、何のための「一貫教育」なのか。本学が取り組んでいる「人間性豊かな良医」を育てるのに本当に適切に働いているのかという点について、原点に戻って考えることが必要です。教育システムやカリキュラムというものは、常に教育を受ける側の状況に応じて変えられるものです。

なければなりません。

今、研修医の確保にも大きな問題がありますが、これも教育面での課題です。学生が一生の進路を方向付けするのにあたって、六年間の医学教育における体験の中で、各領域の先生から受ける印象というものが、将来を決めるのに大きな影響を持ちます。卒業後にはさまざまな事情により種々の進路に進むわけですが、本学に残る人が極端に少ないとなれば、その原因をよく検討してみなければなりません。何と言っても教師との「信頼関係」とそこにある「魅力」が、卒業後の研修先を決める有力な手掛かりとなります。後進の人たちには将来への実り多いキャリアパスを構築するのを手伝ってあげてほしいと思います。本学の将来を確固としたものにするには、まずやる気のある十分な数の研修医を得ることが必要です。これらの点については、勝田学長と川上病院長が今後しっかり取り組んでくださることと期待しております。

――その点について勝田学長は、いかがお考えでしょうか。

勝田　医科大学の社会に対する主な使命は、良き医療人を育成する教育、医学・医療の発展に貢献する研究、そして高度先進医療と安全かつ良質な医療を提供することだと考えます。本学はこれまでに多くの優れた人材を輩出し、社会に貢献してきました。しかし今、大学を取り巻く環境は大変厳しく、本学も多くの課題を抱えている中で、山下理事長がおっしゃるように本学の最も重要な課題は「教育」だと思います。本学は「教育の金沢医科大学」を標榜しています。それは、教育を最優先する大学であらねばならない、ということを意味しています。そのためには学生のために、良い教育を一生懸命行う教員をできるだけ増やすことが大切です。有能な教員を育成・確保するために努力したいと思っております。

医学部は現在六年一貫統合型カリキュラムで教育にあたっていますが、もう一度真摯に本学の教育システムを考えたいと思います。各学年で学ぶべきことをきちっと学んだ上で次の学年に進み、六年後には医師国家試験に合格するに十分な知識・問題解決能力・技術、そして卒業後さまざまな分野で活躍できるような基盤となる自己学習能力に加えて、思考力や創造力を身に付けられる教育が必要だと思っています。学長としては、最重要課題として六年間の教育を十分に行い、医師国家試験の合格者数と合格率を毎年高い水準にすることに取り組みたいと思います。教育の本質を見失わないように、世界の医学教育の流れを十分に認識しながら本学独自の条件も踏まえて、本学の教育システムを構築していきたいと思っています。

——医学・医療のグローバル化の流れの中での金沢医科大学における教育の在り方について、原点に戻って見つめ直そうということですね。川上病院長はどのようにお考えでしょうか。

川上　金沢医科大学病院の使命、役割というのは一つに医学臨床教育の場であり、学生教育の重要な場所であります。もう一つは高度で安全な医療を患者さんに提供する、という治療の場でもあり、この二つの大きな使命が課せられています。山下理事長がおっしゃるように、現在、金沢医科大学病院が抱えている問題としては、初期臨床研修医の不足と医師・看護師をはじめとした医療スタッフの数が充足していないことです。金沢医科大学病院の使命を達成するためにまず必要なのは、一つには教育を行う場所、もう一つは臨床を行う場所です。開院以来三十六年間で最初の病院が建って以降、別館、新館、第二新館、そして今後の新たな構想という具合に施設は十分整備されてきてはいるのですが、中で働くスタッフの確保がこれからの病院の課題です。対策として考えなければいけないのは、まず、初期臨床研修医の確保、そして次に後期臨床研修医をどのように増やしていくかということ、さらに喫緊の課題としては看護師数をいかに増やしていくか。これらを解決しないことにはあとの四十周年以降の構想に大きな支障を来すであろうと考えています。

グランドデザイン第一次五カ年計画について

——先の理事会で創立四十周年記念行事の一環として、グランドデザインの第一次五カ年計画が承認されましたが、この件についてはいかがお考えでしょうか。

山下　本学の将来計画であるグランドデザインについては、まず「ソフト面」でしっかりとした在るべき姿を構築し、それを実現するための施設、設備を「ハード面」で実現に結び付けることにあります。

大学や大学病院では、ソフト面でもハード面でもup-to-dateに時代の進歩と要求に応えて整備を怠りなくしていくことが求められます。本学病院ができた当時には、ＣＴというものはなかったわけです。当時は想定もしていませんから、ＣＴの導入に伴い急遽ＣＴ棟を建設しました。必要に迫られて増築に増築を重ねた結果が複雑な構造の建物になってしまうわけです。このように、up-to-dateの要求を想定してグランドデザインを推し進めていくことになります。

本学の建築物は、病院新館を除いて築四十年に達しようとしているものが多く、老朽化と耐震基準不適合と指摘されているものが少なくありません。耐震基準は阪神・淡路大震災のあと基準が強化されたことによるもので、更新時に順次対応していくことが必要です。

このたびの「第一次五カ年計画」は、「病院エントランス棟（仮称）」と「医学教育棟（仮称）」を建設することにあります。「病院エントランス棟」は十年前に始まった病院の増改築を一応終結させ、病院に新しい観点からの機能を付加する目的があります。今使っていない十三階の病院本館高層部と使っている低層部を取り壊して、新しく機能的なかたちで建築する予定です。

今一つの「医学教育棟」は、六階建ての計画でボリュームのある建物です。病院のエントランスホールからキャンパス中心方向に、医学教育棟などの施設が直線のストリートでつながります。医学教育棟には臨床研修医の医局の他に、新しいアイデアにより、「スチューデント・ドクター医局」を盛り込みました。これは医師の医局と同じように、高学年学生は病院内での臨床実習が主体になるため、病院に隣接した二十四時間対応で使用できる個人机とロッカー、そしてカンファランスルームやラウンジを持つ施設です。昼間は教学系の事務員が常駐し、教員による系統的なミニレクチャーなどが考えられています。とくに同僚との情報交換、教師との情報交換は国家試験向けのかじ取りを正確に行っていく意味でも有用な場になってほしいと思います。

勝田　グランドデザインの基本コンセプトの一つに「社会が求める良医を育成するための良好な教育環境を整備す

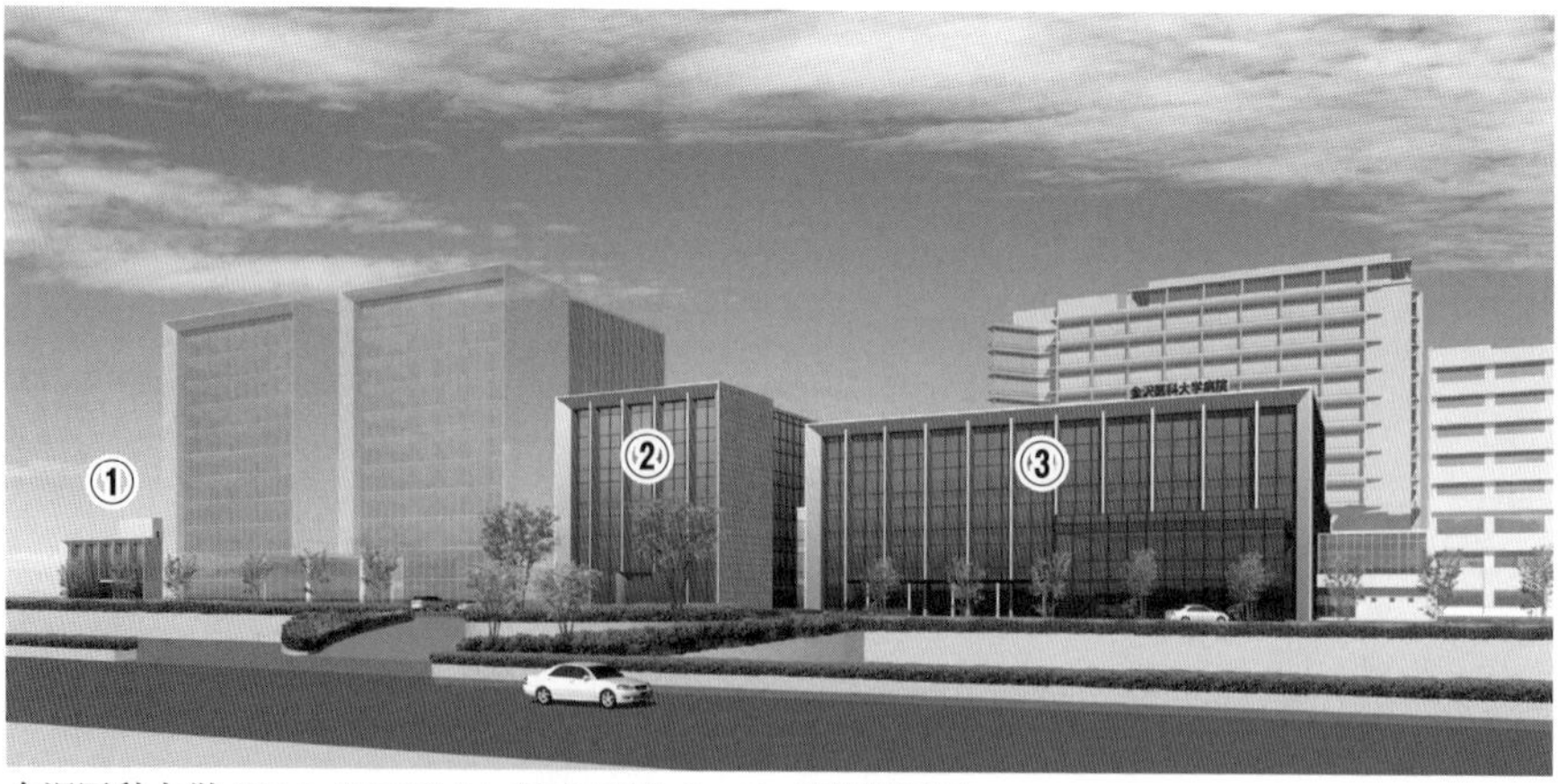

金沢医科大学グランドデザイン将来予想パース（鼎談当時）
①アナトミーセンター　②医学教育棟　③病院エントランス棟

る」があります。病院に隣接する場所に残っている旧アナトミーセンターおよび旧CT棟を取り壊して、「新アナトミーセンター」を体育館の横に新たに建設し、さらに「医学教育棟」を建設することになっています。医学教育棟の基本コンセプトは良質の医師を育てるための良質の学習環境として、スチューデント・ドクター医局などを整備し、学生同士、研修医と学生、学生と教員が接触を深め実力を磨くことができる環境、そして臨床シミュレーションセンター、図書館を内蔵し、臨床の場である病院からも直線のストリートで結ぶ予定になっています。

現在、平成二十三（二〇一一）年三月の完成を目指して「新アナトミーセンター」を建設中ですが、解剖学実習というのは将来医師になるために最も重要な最初の関門の一つであると思っています。学生たちは医学部に入り、ご遺体の前に立つと「生命への畏敬」の念を抱くようになります。そしてご遺体にメスを入れることによって体の精妙な仕組みを知ると同時に、無言でご遺体が学生に語り掛けるわけです。深い感動を覚えて、解剖学という知識だけではなく豊かな人間性を育むという意味で、非常に重要な教育と捉えています。また、「新アナトミーセンター」にはミュージアムとしての機能も入れており、勉学意欲を刺激するという作用にも期待しています。私は、建物も含めてキャンパス自体が教育の場として優れた効果を生み出すことを願っています。

川上　病院エントランス棟は創立四十周年記念事業として、病院の本館部分を取り壊しつつ建てるわけですが、一～五階までの吹き抜け空間、患者さんに非常に柔らかな印象を与える建て方、二階からは二十一世紀集学的医療センターをはじめとする特徴ある外来部門など、そして最上階には五百人規模の集会が可能な大ホール、これらが基本的な設計であります。実際に細かい所を突き詰めると、今後いくつか考えなければならないと思っています。一つは、病院という建物自体が、学生や患者さんに対して機能的に、より使いやすい造りであること。もう一つの大きな問題は、働くスタッフにとっていかに良い環境で仕事ができるか、そういった面からもこの建物を考えていかなければならないこと。また、今取り壊す本館の四階までの中にじつは相当な規模の部署が入っています。その部署の現在使っているスペースを、将来の医療事情を十分予測した上で、よりコンパクトかつ機能的に納めるようなかたちで設計しなければならないと思っています。もう一つ、山下理事長もおっしゃるように大変重要なことですが、いったん建て替えを終えたその後、五年、十年、十五年と経った時点でup-to-dateな医療機器や施設をさらに増設せざるを得ないことも十分考えられますので、その辺を十分に考慮しながらの設計に心掛けたいと思っています。

医学教育について

――本学の行動目標は、「教育」「研究」「診療」です。その中で今後重点を置かなければならないのは、「教育」ということですが付け加えることはありますか。

勝田　大学の第一の使命はやはり、学部学生を教えること。その原点に戻って、学生一人ひとりに対して慈愛をもって良い教育を行う、そうすれば多くの良き医療人が生まれると思います。あらためて、本学では「教育」を最優先するということを教職員全員が頭に置くことが大切だと考えます。

受験生が本学を選んで入ってくるということは、一人ひとりが将来こういう医師になりたい、あるいはこういう研究者になりたいという希望や夢を持って入ってくるわけですから、それらをかなえられるようにわれわれは努力しなければいけないと思っています。また、医学教育の本質というのは社会の影響を大きく受けます。そういった意味で未来社会に対応できる医師を育てることが非常に大切だと思っています。

「教育」と「研究」は車の両輪といわれています。良い教育をするには良い研究をしていなくてはなりません。学生たちが感動を覚えるような教育を行うには、教員自身が研究をするということが大切なことだと思っています。そういう意味で教育が第一でありますが、教員の皆さまには教育や診療のあと、少しでも時間を見つけて研究をしていただきたいと思います。

川上　教育という面で、とくに本学病院の卒後教育の話をさせていただきます。現在、初期臨床研修制度が始まって以降、初年度は多かったのですが、次年度以後は平均二十人前後が初期臨床研修医として残っています。この数というのは、地方の大学病院の中では結構健闘している数で、一桁しか研修医がいないという大学病院も相当数見られます。しかしながら初期臨床研修制度前は、多いときでは七〜八割、少ないときでも三〜四割近くの卒業生が本学病院に残っていました。それと比べると、だいたい半分近くに落ち込んでいるというのが現状です。

その理由の一つには、病院を選ぶことが容易になったこともありますが、やはり大学自体としてももっと努力すべき面も多々あるのではないかと思います。その一つはやはり、学生が受けたいと思うような魅力ある研修プログラムを提供しなければならないこと。最近の学生はいろいろな病院のプログラムを見ていますので、画一的なプログラムではなかなかモチベーションが高まりません。もう一つは、研修医の待遇です。待遇面について、もし他の大学病院と大きくかけ離れているのであれば、それも見直さなくてはいけません。さらに私が一番大事だと思うのは、教室が持つ魅力です。山下理事長もおっしゃるように、教授と学生との間が離れているという点ですが、私共は一応努力はしているのですが、教室としての魅力を臨床実習に来ている学生たちに十分に伝えきれていない面があることを、今後自戒しなければならないと思います。第五学年、第六学年に対してアンケート調査を行うのですが、学生からの不満も出ています。すべての教室が、魅力ある教室作りを目指してほしいと、各教室の先生方に発信していこうと考えています。

――教室によっては仕事が厳しいから集まりにくいというところもありますが、この点については、どのようにお考えでしょうか。

山下　これには世相、それから行政が背景にあります。医師の仕事は元来ハードワークです。例えば救急車で運ばれてきた患者さんに大きな手術が必要となれば、家に帰るつもりの医師がそのまま何時間も予定を変更して患者さんを診ないといけないことになります。だから何らかの方法でカバーしていかなくてはいけないのですが、医師の仕事というものは本来ハードワーキングであり、それをやることを自分のミッションだと思ってやる気概が要求されます。それを裏付ける評価が非常に大事だと思います。

医師は昔から「医は仁術」といって特別な職だという考え方がなされてきています。これは医師という職業に対する社会的評価からくるもので、西洋でも医師という職業をLearned Professionと呼んで、裁判官や神学者と共に他の職業と一線を画すべきとされてきました。救急センターに労働基準法を適用することは事実上不可能であるのに、無理に適用させようとする行政との矛盾と妥協を医療全体が背負ってきているのが現状といえるのではないでしょうか。

「年輪教育」について

――学長に就任された折に所信の中で、ご自身の教育理念として「年輪教育」を話されていますが、その点についてお話しいただけますか。

勝田　もともと教育を木の成長に重ね合わせたのはずいぶん前になります。「親」という字は「若木がすくすくと育ってくれるよう横で見守っている」という思いを表わしています。そのことをずっと心に刻んで、これまで学生一人ひとりを大切に教育してきたつもりです。学長就任を機会に、再び樹木に注目いたしました。樹木というのは、地中に広く根を広げて栄養や水分をとり上げて風雪に耐えながら、一年に一つずつ年輪を重ねていきます。「年輪教育」はいろいろな授業や学習経験、社会経験の中で努力を重ねることにより、学生が一歩ずつ着実に医療人として成長していく教育をイメージしています（図８）。個々の学生の人生を見据えた教育をして将来どんなフィールドでも活躍できる、そして彼ら自身が望む夢をかなえるための基盤作りの意味もあります。学生一人ひとりが本学で学んで良かったと思えるような教育をしたいというのが、私の思いです。「教育の金沢医科大学」をモットーに「年輪教育」による良医の育成を実践していきたいと思っております。

医療の現場においては患者さんと医師の関係は、

図８　年輪教育

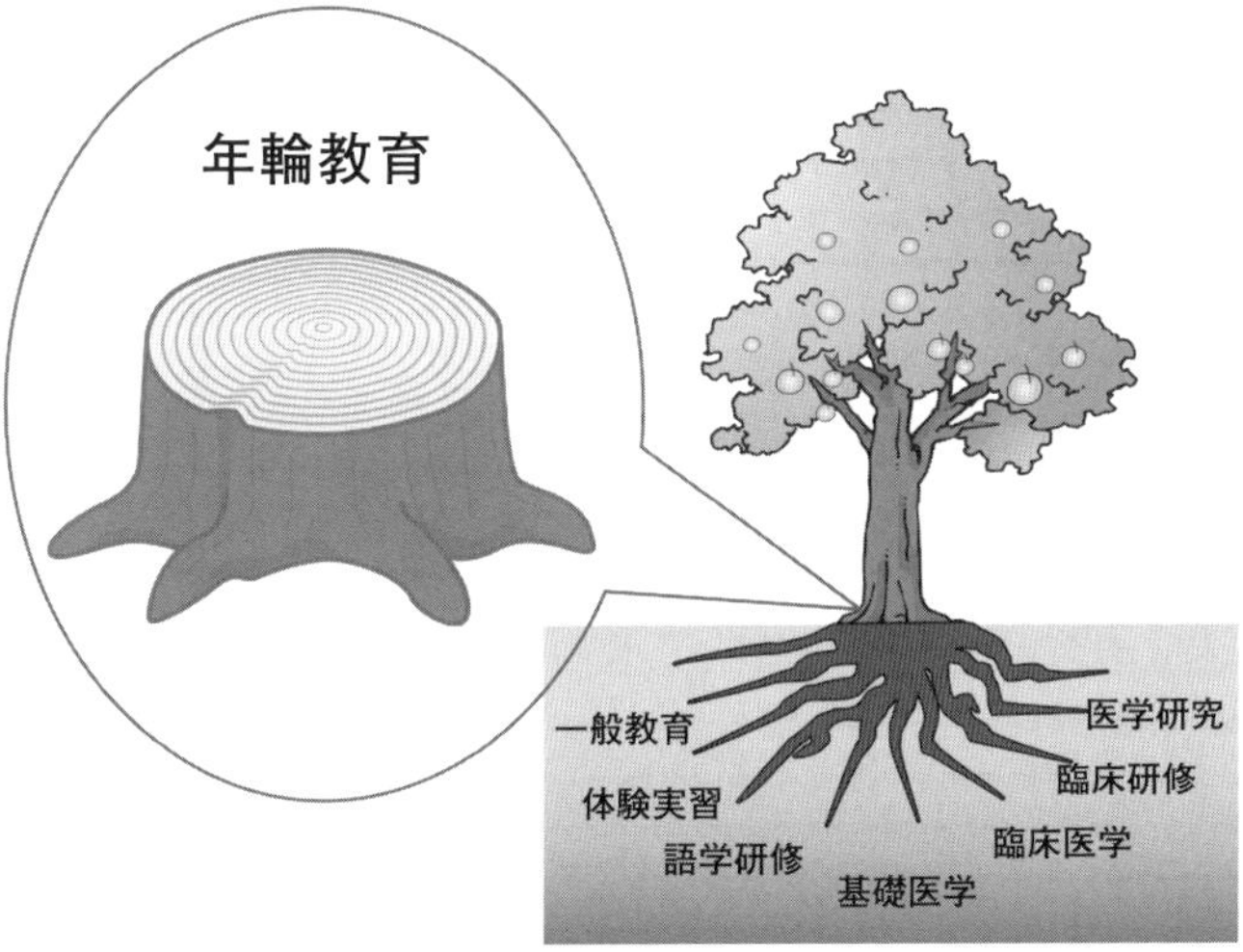

昔も今もおそらく将来も変わらないと思います。いつの時代でも患者さんの気持ち・悩み・痛みが分かる全人的な医療ができる医師が求められるでしょう。そのためには大学だけではなく、地域の多彩な医療人、医療機関と連携しながら地域の中で学生を育てることがとても重要ではないかと思っています。いわゆる地域基盤型医学教育も大切にしていきたいと考えています。

医療技術はこれからどんどん進みます。しかし、人間には、著しく進歩する部分と変わらない部分があると考えます。変わらない部分は、人間の感性、感動とか情緒です。そういう意味で、人間の感性を重んじる教育も大切にしたいと思っています。

病院の経営改善について

――川上病院長に病院の経営管理、とくに今後の医療収入について改善案などあればお聞きしたいのですが。

川上　国の政策からみて、収入が大幅に伸びるということは考えられない状況で、なおかつ医療機器、とくに高度先進医療を行うのに必要な機器というのは非常に高額です。さらにそれを購入後、五年、十年経つとまた新しいものを購入しなくてはいけないというように、収入は上がらないけど支出で大きな負担をしなくてはいけない現実があります。

収入については、ある程度維持はしてきていますが、今後の病院経営を考えますと、もう少し収支改善が必要です。それは、山下理事長がおっしゃるように、待遇面において病院が一生懸命頑張っている医師に対してそれなりの後押しをするという姿勢を見せないと、医師のモチベーションが上がらないことが一つあります。それと看護職員を含めたスタッフに対してより充実した福利厚生を行おうとすると、もう少し収支を改善しなくてはいけないと考えています。効率的な医療資源の使い方、とくに機材や医療材料、部屋など病院が持っているいろいろな資源をいかに効率的に使って支出を少なくするか、これらが今後の病院に求められていることであり、スタッフも努力しなければいけない課題ではないかと思っています。

金沢医科大学氷見市民病院と公立穴水総合病院について

――最後に金沢医科大学氷見市民病院の経営受託と公立穴水総合病院における「能登北部地域医療研究所」についてお話を伺いたいと思います。

山下　これらの取り組みは、私共の建学の精神にあります「社会に貢献する」ことに帰すると思います。現今の日本の歪んだ医療をどうすれば正常化できるかということを医育機関として実体験から分析研究し、改善に関与すべきと考えております。「能登北部地域医療研究所」では、中橋 毅教授という得難い人材を得て、世界でキラリと光る成果を出していかれるのではないかと期待しております。また幸い、穴水総合病院の倉知 圓病院長の積極性と穴水町の全面的協力があり、国の時限的プロジェクトの範囲を超えた働きと成果を期待することができるのではないかと思っております。僻地というのは世界中どこにでもあるので、各地でどのように解決しているかをこの機会に調べてみてほしいと思います。

運営を本学に委ねられている氷見市民病院の医師の充実についても、本学病院との血の通った良好な連携が必要であると思います。現在は氷見市民病院の赴任は個人交渉で決めたり、各科の教授がコントロールするかたちが多いようですが、両病院間の人事交流を病院または大学全体で考えるようにして、委員会が中に入って決めるような工夫をしなければならないのではないかと思います。これは、勝田学長、川上病院長にもお願いすることになりますが、よろしくお願いしたいと思います。氷見市民病院も本学病院の一部なので、親身になって考えていただきたいと思います。同じ大学なので、同じ舟に乗った者同士という考え方で乗り切っていくことを考えていただきたいと思います。

――金沢医科大学氷見市民病院も公立穴水総合病院も、今の学生たちに求められる総合医としての教育に格好の場所といえるのではないでしょうか。

山下　いずれの施設も学生および研修医の教育、研修を引き受ける宿舎などの施設は完備しておりますので、学部学生と研修医のためにしっかりとした研修カリキュラムと実地教科書を早く作っていただきたいと思います。

勝田　ぜひ正規のカリキュラムの中でも、両方の場所での実習を入れたいですね。先ほども述べた通り、地域の中で医療人を育てることに力を入れたいと考えています。地域によってそれぞれの特性がありますので、どちらも「学びの場」として大切なところだと思います。

川上　穴水に関しては、寄附講座に中橋教授が就かれて、いわゆる地域医療を学ぶ場として、中橋教授にご協力を仰ぎながら現在研修プログラムを考えているところです。金沢医科大学氷見市民病院に関しても、同様に地域医療を学ぶ研修病院として、たすきがけをするようなかたちの研修プログラムを作る予定をしています。

――そろそろ予定の時間となりました。本日は創立四十周年へ向けて良いお話を伺えました。どうもありがとうございました。

〔学外メディア掲載記事〕

人つれづれ〈金沢医科大学長、勝田省吾さん〉
良医育成へ 教育改革 ―生涯学ぶ土台づくり―

（2011年1月3日、北國新聞　朝刊）

昨年九月の学長就任から日に日に重責をかみしめているというが、人柄のにじむ温厚な表情には、いつも柔和な笑顔が絶えない。「若木が育つのを横で見守るのが『親』という文字なんです」と説くように、自身も二男二女の父親の目線で学生を見守り、建学の精神である「倫理に徹した人間性豊かな良医の育成」こそが学生や保護者の願いをかなえると信じてやまない。

学長として「年輪教育」を掲げたのも、そんな信念からである。日進月歩の医学・医療の世界では、学生は医師となってからも生涯学び続けなければならない。樹木が地中に根を張り巡らせて水や栄養を吸い上げ、風雪に耐えながら年輪を重ねるように、大学の六年間は夢や願いを実現するための土台づくりと位置付ける。

米国留学が原点

専門は、病気の発生するメカニズムを解明し、診断を確定する病理学である。金大医学部病理学第一講座助教授から、米国・ワシントン大に留学し、動脈硬化研究の第一人者だったラッセル・ロス（Russell Ross）教授の下で一年余り学んだ。異文化に触れたことは、日本の医療や自分自身を見詰め直す貴重な経験にもなったという。

金沢医科大の国際交流委員長や国際交流センター長を務め、昨年はドイツ・マクデブルク大との学術交流提携に尽力した。学生の米国・バーモント大への留学に同行し、現場を重視する教育システムを目の当たりにして、「コミュニケーション能力を高め、患者の痛みや悩みを理解できる人間教育の重要性を再確認できた」と振り返る。

今は医学部、看護学部の学生が早い段階から地域医療の現場で体験実習できる体制づくりに思いを巡らせる。金沢医科大が地域医療への貢献を掲げ、平成二十（二〇〇八）年から指定管理者として運営する氷見市民病院、昨年八月に公立穴水総合病院に開設した能登北部地域医療研究所には、学生がコミュニケーション能力や人間性を養う絶好の環境があると自信を深める。

教務部を新設

少子化や新臨床研修医制度による若手医師の争奪戦、国立大学の法人化、医師不足など医科大学を取り巻く環境は厳しさを増している。学生のための教育改革を急務と捉え、就任早々に教務部を新設した。

人柄をよく知る恩師から「時には、もっと厳しくなりなさい」と助言されることもあるという。「教職員の皆さんと信頼関係を築かなければ良い仕事はできない」と和を大切にする姿勢は変わらない。柔和な笑顔に秘めた強い意志で、学生のための教育改革を推し進める。

（文：長谷川文秀）

学生の自信と誇りを育む大学に

（2013年9月26日、学長再任所信表明「教育」についての項目のみ抜粋）

学生のための教育改革

最近、大学の分野を問わずに〝教育の質保証〟という言葉がよく使われております。質保証というのは、社会が求める能力を学生に身に付けさせるというもので、大学が学生に何を教えたかを問うのではなく、学生が何を学んだか、学生が何を身に付けたかをもっと大切にしようというものです（図9－1）。この学習成果（アウトカム）がまさに教育の質保証の根幹であり、そのためには教育方法の質的転換を図り、結果重視型カリキュラム（アウトカム基盤型教育：Outcome-based education）に移行しなければなりません。学生のための教育改革に、全力を挙げて取り組みたいと思っております。

大学が育成すべき能力

大学が育成すべき能力として、①基礎学力、②専門知識、③社会人基礎力があります（図9－2）。従来、大学は基礎学力と専門知識を付ければいいというふうに考えられておりましたが、最近はそれに加えて「基礎学力」と「専門知識」を活用する社会人基礎力を大学が学生に身に付けさせなければいけないというふうに変わってきております。これを医学教育に当てはめてみますと、基礎学力とは一般教育を含めた幅広い学力を身に付けるということでございます。そして、医の原点は患者さんの理解と患者さんとの信頼関係でございますので、人間力を養う、とくにコミュニケーション能力は極めて重要であると考えております。対患者さん、家族の方、それからチーム医療の中で同僚とうまくコミュニケーションをとる能力が求められます。また、患者さんが抱える痛みや悩みを感じとり、共感する心、思いやる心も求められます。それから、専門知識としての医学、医療の知識と技能を身に付けなければなりません。最近とくに重要になってきている社会人基礎力を医学教育において考えてみますと、それは初期臨床研修医に求められる基本的能力だと思っております。国家試験に合格して医療の現場に出ると、とっさの判断を含めて、基本的、総合的な診療能力が求められます。卒業後、直ちに研修医として医療の現場で仕事ができる能力を身に付けておかなければなりません。

人間性豊かな良医の育成

本学は、建学の精神として、人間性豊かな良医の育成を掲げて、入学から卒業までの六年間、基盤形成の六年ということで、第一学年に一般教育で自然科学、外国語、人文社会科学等を学び、第二学年以降、基礎医学、臨床医学を学び、第五学年および第六学年で臨床実習を行っております（図９－３）。私は、第一学年のときは高校から大学へ入って、まだ自ら自主的に勉強するという習慣が欠けている学生が多いと思っております。自学自習、あるいは能動的な学習ができるように自分の問題を解決する能力を、第一学年のときに身に付けさせたいと思っております。基礎医学、臨床医学においては、医学の問題を解決する能力を幅広く、深く身に付けさせる教育が必要であると思っております。また、臨床実習では、患者さんの問題を解決する能力をぜひ身に付けてほしいと思っております。六年間の学部教育の中において学生たちが将来、医師として大きく成長するための基盤となる人間形成、医学知識・技術の習得を目指して学生・教員共に努力しなければなりません。

本学独自の六年一貫統合型カリキュラムを目指して

カリキュラムは各大学の教育目的や学位授与の方針（ディプロマ・ポリシー）に示された教育成果を達成するために編成されており、それぞれの大学の特徴を示しております。本学は六年一貫統合型カリキュラムをうたっております。私が医学教育において素晴らしいカリキュラムの考え方ではないかと思っておりますのが、英国、ダンディー大学のハーデン（R.M. Harden）教授が言っている「ラセン型カリキュラム」です（図９－４）。私の方で一部改変してございますが、このカリキュラムによりますと、卒業時の到達目標を設定して、学年ごとに学ぶべきことをしっかりと身に付けて、上向きの螺旋状の階段を上るというカリキュラムでございます。この特徴は、何回も繰り返すことによって、学生たちは段階的に能力を高め、知識、技能、態度を身に付けるというものでございます。私はこの螺旋型のカリキュラムにおいて、より優れた学習成果を挙げる方法を考えておりましたが、一つのヒントを思い付きました。それは図の右下に書いてありますが、コマでございます。子どもの頃コマ遊びをされた方も多いのではないかと思いますが、私自身も子どもの頃よくコマを回して遊んでおりました。コマが勢いよく回るためには、図のように周りに紐を巻かなければいけません。最も大事なポイントは、この最初の一回り、二回り目をしっかりと巻くことでございます。ここがしっかりしていれば、あと何重に巻いていっても大丈夫でございます。ところが、最初の一回り、二回り目がしっかりしていないと、だいたい途中でゆるくなって、最後まで螺旋形に巻き上げることができません。そういうことで、私は低学年、とくに第一学年の初年次教育が大切で、螺旋型の階段を上る土台になると思っております。これまで松田博男一般教育機構長のご努力と一般教育機構の先生方のご尽力によって、だいぶ改善してまいりましたが、さらに初年次教育を充実させたいと思っております。しばらくの間は私が一般教育機構長を兼ねまして、一般教育機構の先生方と共に、初年次教育の充実を目指していきたいと考えております。

アクティブ・ラーニング（能動的学習）

先に述べたアウトカム基盤型教育で学生たちが実践的能力を習得するためには、学生のアクティブ・ラーニング、能動的な学習の充実をはかる必要があります。問題基盤型学習（PBL: Problem-based learning）や、症例基盤型学習またはチーム基盤型学習（TBL: Team-based learning）などのアクティブ・ラーニングを取り入れていかなければなりません（図9－5）。本学の将来を考えた場合、より実効性のあるアクティブ・ラーニングを行う必要があると考えております。記憶は考えるための不可欠な前提で、十分な知識を習得しておくことが必須でございますが、記憶した事柄を適切に引き出して、学生たちの思考能力、考え抜く力を開発しなければ、国家試験を含めて、これからの厳しい時代を乗り切ることが難しくなるのではないかと心配しております。ぜひ本学独自の新しいかたちのPBLとTBLを取り入れていきたいと思っております。このような教育の改革によって学生たちの心に学びの火が付き、学生たちが学ぶ喜び、向上心、自学自習の態度、問題解決能力を身に付けてくれること期待しております。

そして、本学のキャンパス全体に温かいアカデミックな雰囲気が醸し出され、高い志を持った学生・教員が一体となって豊かに学び、学生の「自信と誇り」を育む大学になるよう努めたいと思っております。

医学教育の国際基準

最近新たに出てきた課題が、医学教育の国際基準です。医療のグローバル化に伴って、国際的に医療の質を保証する必要が出てきました。それを受けて、わが国においても、日本医学教育認証評価評議会による認証評価という制度ができました。我が国の医学教育は国際的に全く劣ることはないのですが、臨床実習に関しては改善すべきところが多いことが指摘されています。臨床実習の充実がこれからの大きな課題になってくると思います。また、この認証評価を受けるためには、教育カリキュラム立案への学生の参加ということも求められており、教育を受ける学生たちの意見も取り入れながら医学教育の国際基準に対応していかなければなりません。平成二十五（二〇一三）年から十年間で全国八十大学すべての医学部が受審して評価を受けることになっております。私共の大学も、横山 仁医学部長や他の先生方と相談して、三、四年後には受審して認証を受けたいと考えております。現在のところ、本学の国際基準への対応として、今年の八月に医学教育に関するワークショップを堀 有行医学教育センター長に主催していただきましたが、そのときの課題が、「医学教育認証評価制度に対応した臨床実習拡大を見据えたカリキュラムの検討」でございました。また、本学で今後十年以上講座主任を勤められる先生方に、本学の明日の教育を考えてほしいとの思いで、「金沢医科大学の明日の教育を考える会」を作らせていただきました。リーダーは加藤伸郎教授にお願いをして、今年の五月三十日に答申をいただいております。いずれも、本学の教育にとって大切な、いろいろなことを提案していただいており、そういったことを参考にしながら、本学のカリキュラム検討委員会等で十分検討を重ねていただきたいと思っております。医学教育の国際基準は我が国の医学教育のレベルの向上を目指しており、受審して基準をクリアしなければなりません。このような教育の改革を通して、医学・医療において社会に貢献できる人材を育成していきたいと考えております。

図９　学生のための教育改革

（図９－１）

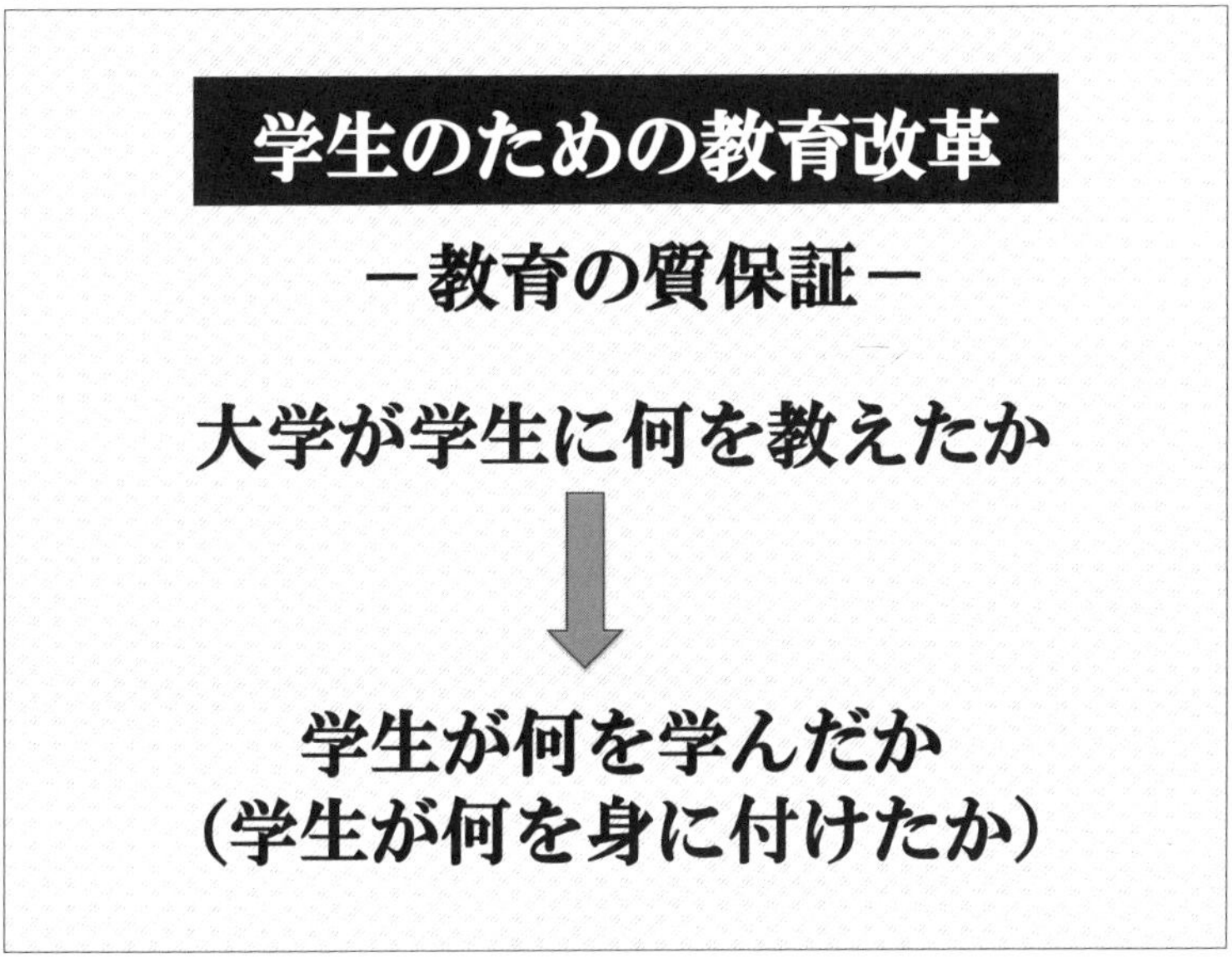
学生のための教育改革
－教育の質保証－
大学が学生に何を教えたか
学生が何を学んだか
（学生が何を身に付けたか）

（図９－２）

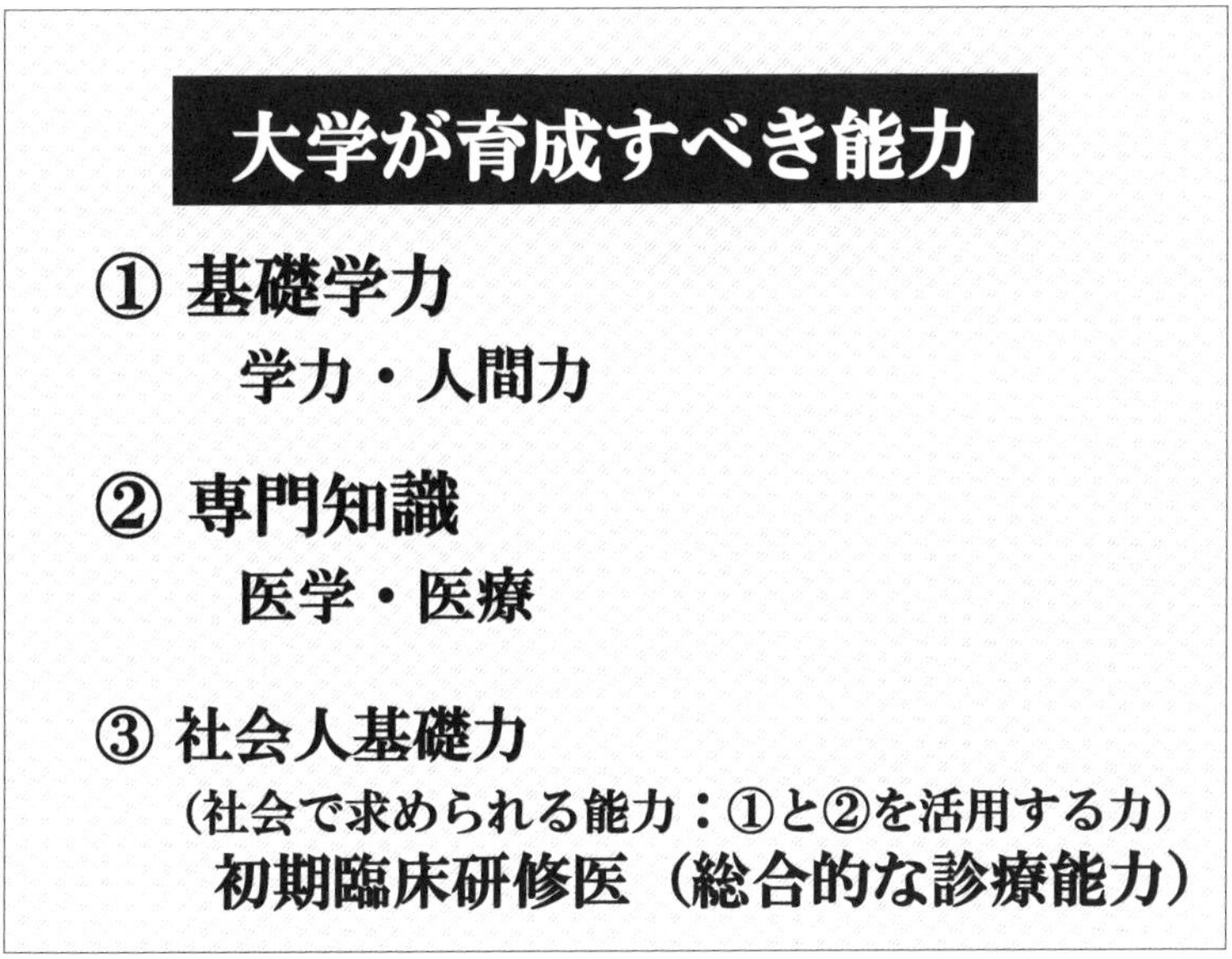
大学が育成すべき能力
① 基礎学力
学力・人間力
② 専門知識
医学・医療
③ 社会人基礎力
（社会で求められる能力：①と②を活用する力）
初期臨床研修医（総合的な診療能力）

（図９－３）

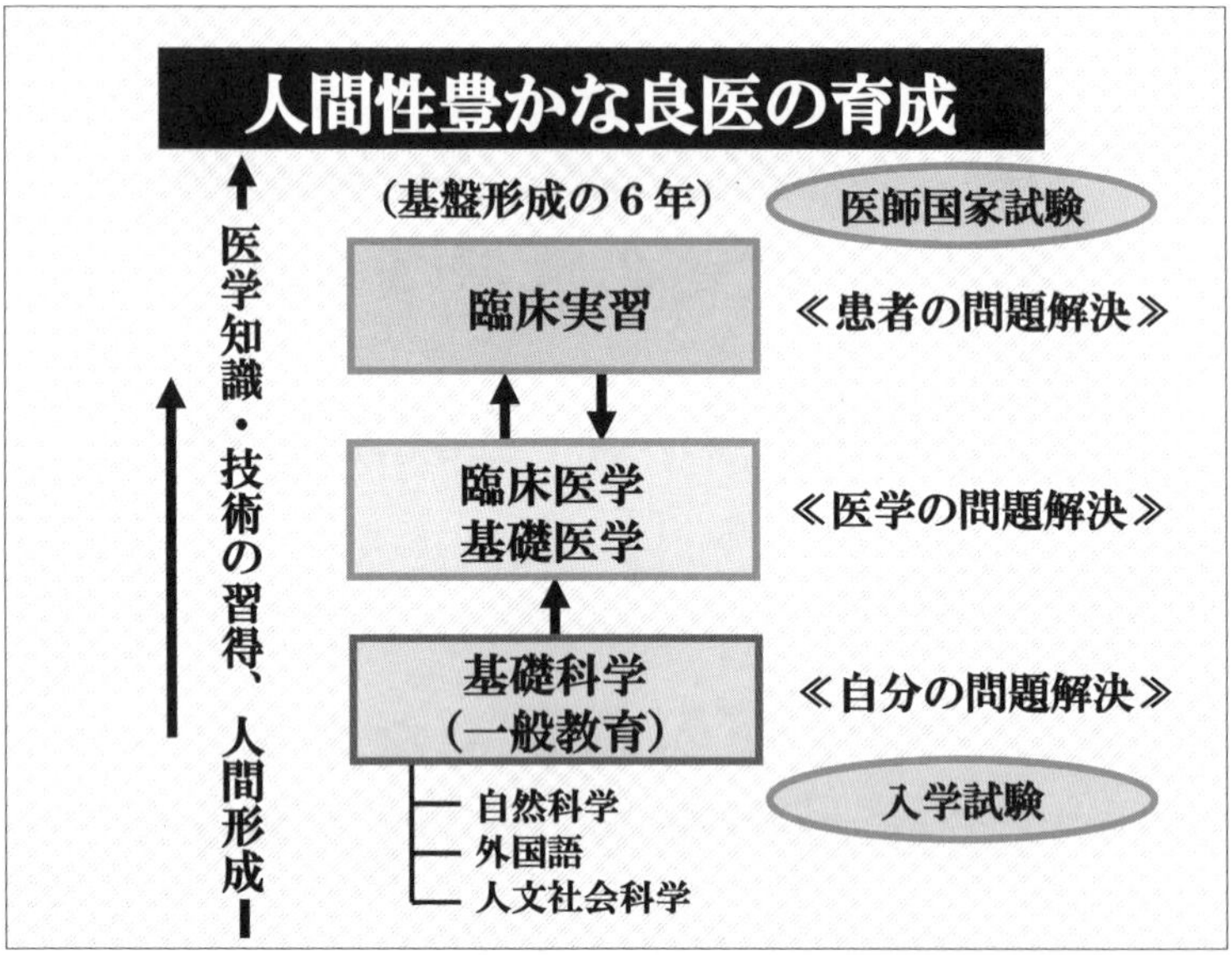
人間性豊かな良医の育成
（基盤形成の６年）
医師国家試験
臨床実習
≪患者の問題解決≫
臨床医学
基礎医学
≪医学の問題解決≫
基礎科学
（一般教育）
≪自分の問題解決≫
自然科学
外国語
人文社会科学
入学試験
医学知識・技術の習得、人間形成

（図９－４）

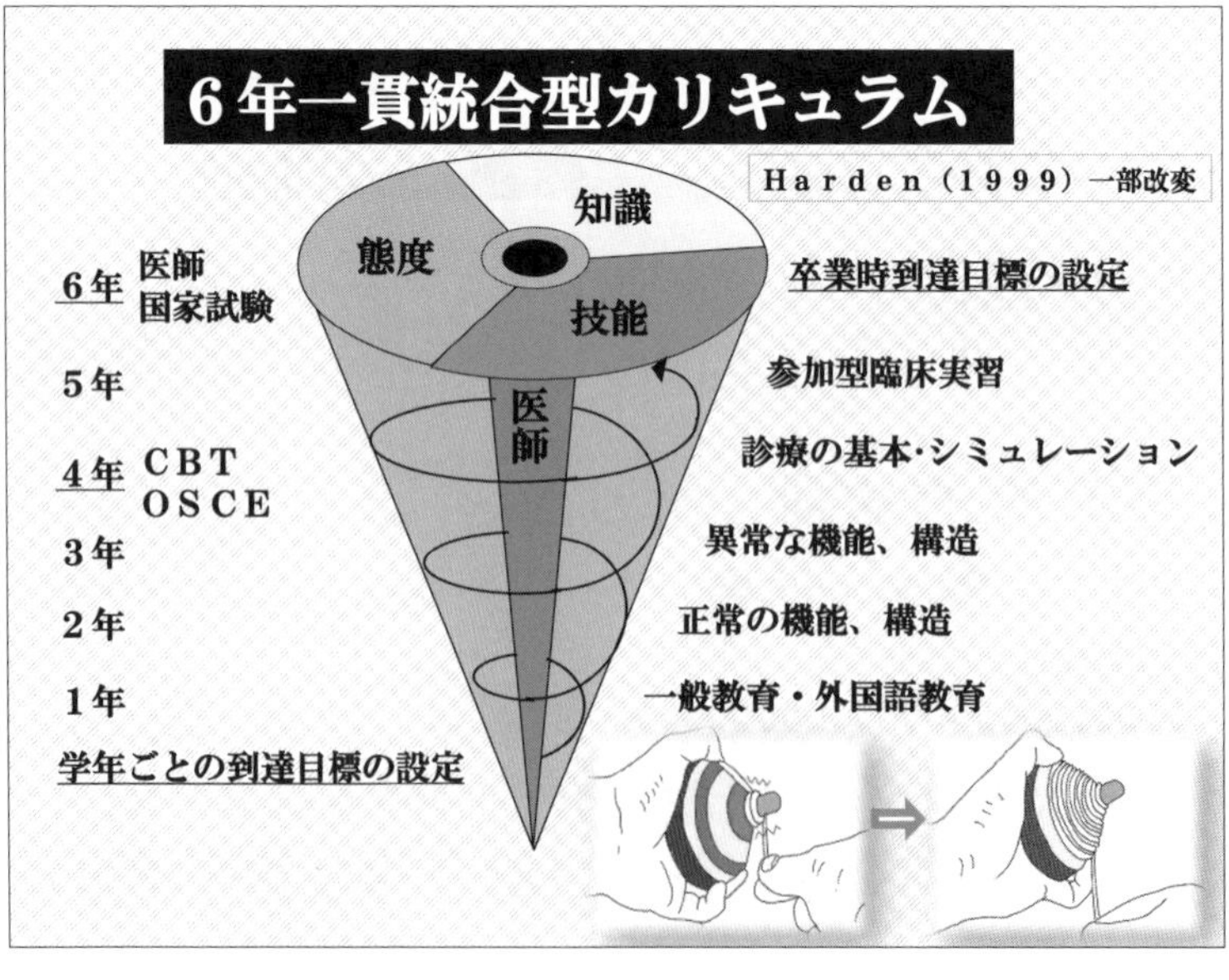
６年一貫統合型カリキュラム
Harden（1999）一部改変
知識
態度
技能
医師
６年 医師
国家試験
５年
４年 CBT
OSCE
３年
２年
１年
学年ごとの到達目標の設定
卒業時到達目標の設定
参加型臨床実習
診療の基本･シミュレーション
異常な機能、構造
正常の機能、構造
一般教育・外国語教育

（図９－５）

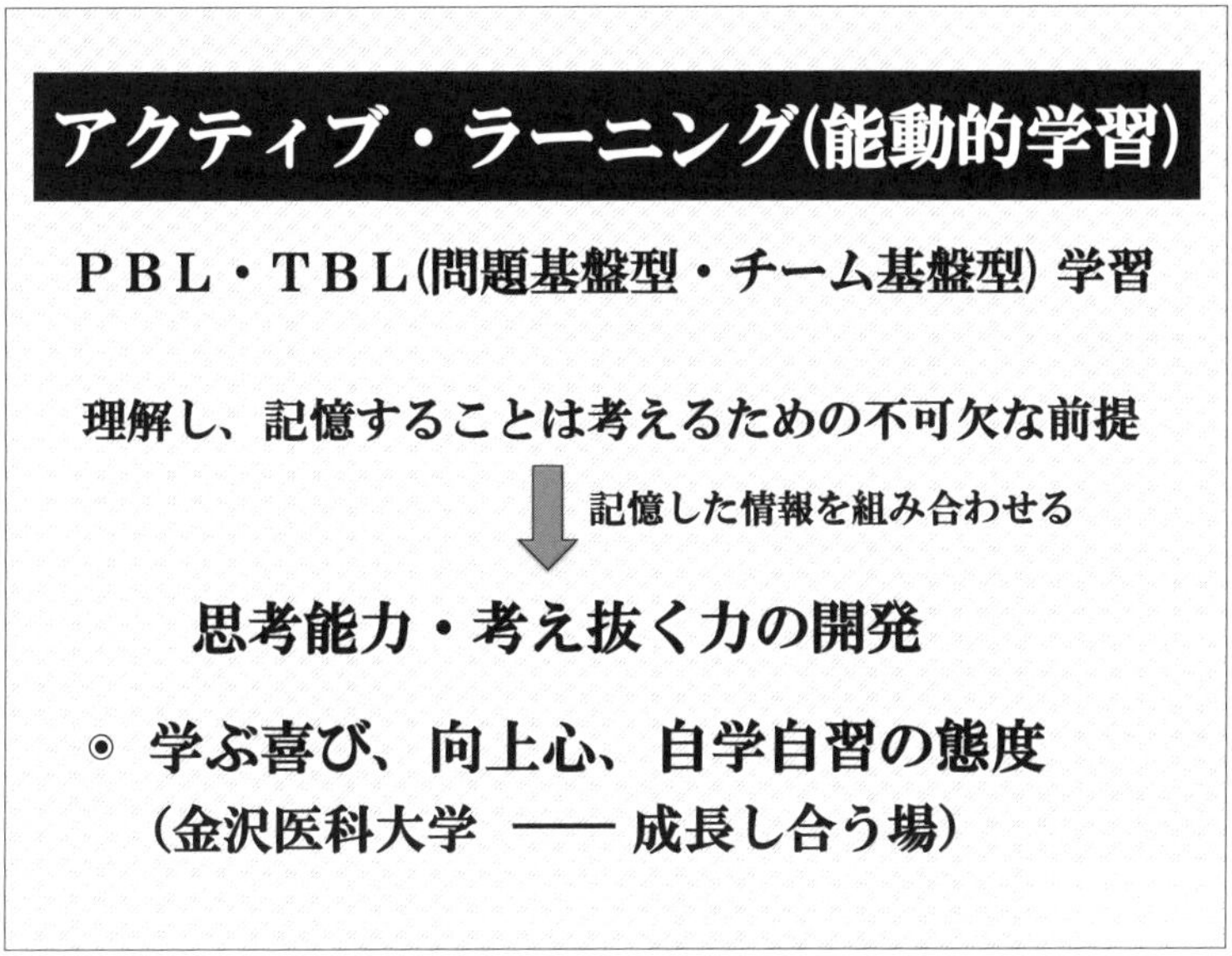
アクティブ・ラーニング(能動的学習)
ＰＢＬ・ＴＢＬ(問題基盤型・チーム基盤型) 学習
理解し、記憶することは考えるための不可欠な前提
記憶した情報を組み合わせる
思考能力・考え抜く力の開発
◉ 学ぶ喜び、向上心、自学自習の態度
(金沢医科大学 —— 成長し合う場)

年頭挨拶
創立四十周年を迎え、新たな出発を

（２０１２年１月４日）

皆さまには新たな気持ちで、新春を迎えられたことと思います。今年は私自身学長としての新年の挨拶も二回目となります。この一年間、全力を尽くして職務に専念する所存でございますので、皆さま方の温かいご支援とご協力を心からお願い申し上げます。

昨年はウサギ年で、国民の多くはウサギのように跳ねる「飛躍の年」になることを願っていたと思います。ところが三月十一日突然、東北、北関東一帯を襲った地震と津波、さらに追いうちをかける原発事故によって多くの人々の命と今まで築いてきたものや平和な暮らしが奪われてしまいました。これからもなお放射線被爆による健康被害問題など、気を許すことのできない事態がいろいろと予測されております。

今回の大災害から学ぶべきことは多くあるように思います。とくに「想定外」の大きな災害に襲われたときに起こり得る事態についての準備が甘かったことが明らかになり、最悪のシナリオを想定して十分に準備しておくことの重要性があらためて示されました。私は少なくとも予想される「想定内」のリスクについては、確実に対応できるよう前もって十分準備しておかなければならないと強く思っております。

最近、大学を取り巻く環境はますます厳しくなっており、全国の医学部、医科大学においても学生の基礎学力低下問題、卒業生の大学離れ、地方離れ、医学研究科の研究業績の低下問題が深刻化しています。また、ご承知のように昨今の医師不足が深刻な社会問題となり、平成二十年度より医学部入学定員増が図られ、昨年の平成二十三（二〇一一）年までの四年間で一、二九八人増員されました。これは定員一〇〇名の医科大学をほぼ十三校新設したことと同じことになります。これからも増員が予定されており、やがて医師が充足し、医師過剰時代が来ることを想定しておかなければなりません。

昨年は学内的には、創立四十周年記念事業「グランドデザイン・第一次五カ年計画」の一環として建設が進められてきた新アナトミーセンターが三月三日に竣工しました。解剖学実習は医師になるために最も大切な最初の関門の一つであり、人体の構造・仕組みを学ぶとともに、医の心を養う場としても優れた効果を生み出すものと期待しております。また、八月二十日には新しく金沢医科大学氷見市民病院が完成し、地域の中核病院として、地域完結型の医療提供への大きな一歩となるものと期待されています。三月一日には看護学部第一期卒業生六十八名を送り出し、看護師国家試験合格率一〇〇パーセントを達成してくれました。本当に嬉しく思っております。また、科学研究費補助金の獲得（採択件数七十五件、金額一億七、〇〇〇万円）が過去最高という大学にとって大変喜ばしい結果でした。これらのことは本学のさらなる発展に繋がるものと期待しております。

今後の課題と取り組み

1．医学教育

私は昨年の年頭挨拶で、今、本学が取り組まなければならない最重要課題は六年間の医学教育の改善とその教育の成果としての医師国家試験の合格者数と合格率を毎年高い水準に維持することであると申し上げました。昨年の国家試験における新卒の合格者数は九十四名で私立医科大学二十九校中十一位でしたが、合格率は下から二番目でした。新第六学年に対して、飯塚秀明副学長を中心に栂 博久医学部長、横山 仁教務部長、望月 隆第六学年主任、そして多くの先生方のご尽力・ご協力によって国試対策が講じられてきました。現在、国試に向けて、学生たちと教員共に最後の追い込みに入っております。あらためて、日々熱心に学生たちのご指導やいろいろとご支援いただいております教職員の皆さまに心よりお礼を申し上げます。これからも一層、きめ細かい対策を講じて、学生たちの夢やご父兄の期待に応え、そして、来るべき厳しい競争時代を想定して国試成績の低迷から抜け出さねばならないと強く思っております。

また、昨年から国試対策と共に卒前教育の改善、とくに六年一貫統合型カリキュラムにおける主要な課題である臨床実習の充実、ユニット制・PBLの見直し、第一学年の初年次教育を重点的に検討しており、今年の四月からできることから始めていきたいと考えております。

教育とは心に残る教師のことである、ともいわれています。本学において、教員が学生一人ひとりに情熱と慈愛を持って教育にあたり、学生がそれに応える、そのような師弟関係を創り上げることが大切です。良い師弟関係を築くことができれば多くの卒業生が母校に残り、良医や優れた研究者に成長し、後輩の指導にあたる、そのような教員－先輩－後輩の温かい人間味溢れる指導体制が作られれば、本学が抱える多くの問題が解決され、本学発展の新しいサイクルが生まれると信じております。先生方には、大学の第一の使命は学部学生を教え、成長させることであるとの原点に立ち、今後とも学生の教育をよろしくお願い申し上げます。

2. 看護教育

看護学部においては、今後とも学生の教育、とくに臨地実習の充実を図り、学生たちが本学の魅力を肌で感じ、多くの卒業生が本学病院に残ってくれるようご指導くださるようお願い申し上げます。今年も、看護師国家試験合格率一〇〇パーセントを期待しております。また、大学院修士課程設置のための準備室の立ち上げが予定されております。高度な専門看護師養成を目指し、十分に検討していただきたいと思っております。

3．研究活動の推進

本学は教育にプライオリティーを置いた大学でありますが、学問の府として研究の重要性は言うまでもありません。私は、教育と研究が自然に調和する品格のある大学を夢見ており、ぜひ研究にも頑張っていきたいと思っております。

また、竹越 襄理事長より、本学の研究の活性化のために一億円用意していただき、特別推進研究として、本学を代表する独創的な大型研究の推進事業、特別奨励研究として若手研究者・本学の卒業生の研究推進事業を実施することになりました。大いに研究の活性化を図っていただきたいと思っております。これまでに多くの方から応募をいただき大変嬉しく思っております。非常に素晴らしい内容のものが多く、基礎と臨床が連携して本学に大きな研究のうねりが生じるような予感がしております。また、若手医師が知識・技術の習得と共に医学研究ができるという大学の魅力を回復することが、若手医師の大学離れに歯止めをかける重要なポイントであると考えております。

4．大学院医学研究科

大学院医学研究科は専門教育と研究の場であり、次世代の人材育成の場でもあります。

基礎医学と臨床医学が融合し、とくに基礎系教室では臨床から引き受けた院生が研究の活動力となり、そして院生たちが臨床に戻り、臨床系教室の研究志向を高め、常に先端医療を開く研究の芽が生まれ育つことを願っております。自分で手を動かし、自分の目で確かめ、自分で答えを出すという完結性のある喜びを四年の間に味わっていただきたいと思っております。

5. 総合医学研究所

総合医学研究所は、研究体制の充実を図るために、昨年六月に組織再編が行われました。本学研究活動の中核として、多くの研究成果が挙がるものと期待しております。また、研究支援体制の充実、とくに診療に追われる臨床系研究者の支援体制をこれまで以上に強化していただきたいと思っております。

私自身あらためて学長の役割の重要性を十分に自覚し、大学の将来を見据えて、いろいろな課題に取り組んでいきたいと思っております。学長として、皆さまの半歩前を歩き、皆さまの声を聴きながら必要に応じて半歩下がり、ディスカッションし、ご理解を得て、また半歩前に出てリーダーシップを発揮していきたいと考えております。

私は、何かをしようとするとき、それをやるとどのような良いことがあるのか、それをやるとどのような悪いことがあるのか、それをやらなかったらどうなるかの三点を十分に考え、頭の中でシミュレーションし、いろいろなことを進めていこうと思っております。皆さまのご理解とご協力を切にお願い申し上げます。

さて、本学は今年創立四十周年を迎えます。私は原点としての建学の精神の実現こそ、本学にとって究極の目的でなければならないと思っております。現在、全学を挙げて本学のグランド・デザイン計画や記念事業募金などの創立四十周年記念事業に取り組んでおります。これらの事業は、先人たちが大きな苦難を乗り越えて私たちに渡していただいた金沢医科大学を、これからの人たちが本学をさらに発展させ、建学の精神を具体化するための土台となるものです。皆さま方の絶大なご支援・ご協力をお願い申し上げます。

今年は辰年です。「辰」は動物にあてれば竜で、星でいえば北極星、すなわち、北辰を指しています。竜は現存しない想像上の動物ですが、鱗を持つ生物である魚や爬虫類の祖と考えられており、生物の誕生と五億年の進化において、あらゆる脊椎動物の祖とも考えられております。辰年の今年こそ、四十年前に本学を創立した先人たちの夢や理想を実現するために、あらためて建学時の原点に立ち戻り、教職員すべてが力を結集して「昇り竜」のように上に向かって力強く一歩一歩着実に歩んでいこうではありませんか。

日々充実した良い仕事は、幸せな家庭があってこそできます。また、組織はそこで仕事をする人たちが幸せであるよう努めなければなりません。年頭にあたり皆さまのご健勝とご多幸を心から祈念いたしまして年頭の挨拶とさせていただきます。

（2014年1月6日、年頭挨拶・抄）

年頭挨拶
新たな発展に向けて

年頭のご挨拶も四回目になりますが、昨年九月二十六日に「金沢医科大学―学生の自信と誇りを育む大学――」というタイトルで学長再任の所信表明をさせていただき、教育・研究を中心に本学の課題と今後の対策について私の考えを述べました。今年の年頭の挨拶は少し過去を振り返りながら未来について語ってみたいと思います。

私は平成六（一九九四）年七月に本学に赴任いたしました。平成七（一九九五）年一月四日の村上暎二理事長と小田島粛夫学長の年頭のご挨拶を初めて、とても緊張した気持ちで聞いたことが想い出されます。当時の学報によれば、村上理事長は、「一番大事なトップの資質というのは〝先見力〟である。先見力の先見は〝先見の明〟の先見ですが、先を見通す、将来を予測するということがトップの一番大事な資質である」と述べておられます。

また、小田島学長は、「十八歳人口の急激な減少、医師過剰時代の到来など私立大学を取り巻く環境はますます厳しくなることが予想される。教育・研究そして医療それぞれに独自の理念を持ち、特色ある大学づくりに努力しない限り私立医科大学の将来はない」と述べておられます。以来、平成二十二（二〇一〇）年まで歴代の理事長先生、学長先生の年頭のご挨拶を毎年、新鮮な気持ちで聞いてまいりました。

私は、本学に参ってから、最初の半年間は国立大学と私立大学の違いに、いろいろと戸惑いを覚える毎日でした。しかし、機会あるごとに理事長先生や学長先生からのメッセージ、多くの先輩の先生方や事務の方々との日々のお付き合い、そして学生諸君と接することによって、私立大学である本学を理解することができました。今、振り返ってみて、とくに影響を受けたことを少し紹介したいと思います。

赴任早々、当時の角家　暁病院長に呼ばれ、「先生は一国一城の主ではありません。先生はデパートの一つの売り場の主任です。先生の売り場の業績が悪いとデパート全体の収益に響きます。頑張ってください」と上手に励まされました。また、大谷信夫教務部長から「金沢大学のやり方で講義をしてはいけません」と言われました。その後、大谷先生から本学での教育について多くのことを教えていただきました。さらに、ある事務の方から、「先生は教官ではありません。本学では教員です」と言われました。私にとって本学に来て間もない時に、このような極めて適切なご助言・ご指導をいただいたことを今でも大変感謝しております。

また、小田島理事長はしばしば、教職員の大学に対する帰属意識、忠誠心の大切さを話されました。私は最近、あらためて大学に対する帰属意識、あるいは愛校心を持つことの重要性を実感しております。教職員一人ひとりと大学とが共通の目的と共通の規範の下、互いに関係を強め合うことが大切です。私がまだまだ未熟であった時に、本学の教員としてあるべき姿を教えていただいた幸運に感謝するとともに、私はこれからの本学の将来を担うニューリーダーの方や若い教職員の方に、時代が変わっても守るべきことがあることを少しでも伝えていきたいと思っております。

魅力ある大学づくり

本学は一昨年創立四十周年を迎え、「新しい世代の登場・活躍を歓迎して」を記念事業テーマとして、本学グランドデザイン第一次五カ年計画がスタートしました。金沢医科大学が金沢医科大学たり得るための戦略的布石、それがグランドデザインです。新アナトミーセンターやレジデントハウスが完成し、現在、医学教育棟の建設が進められております。また、平成二十七（二〇一五）年から第二次五カ年計画も検討されており、「明るい未来を拓く、魅力ある大学」を目指して大学キャンパスの全面的な再構築が進められる予定になっております。未来に向けての成長を実感できるキャンパスになることを心から期待しております。

私は現在建設中の医学教育棟が少しずつでき上がっていくのを見てきました。まず、地下深く掘り、底にしっかりとした土台を作り、その上に建物が作られていきます。私は大学の中で建設中の建物を見るといつも想い出すことがあります。それは、「どんな大学であっても、大学がつくられたということは、その大学の中には必ず泉を持っているはずであります。いまなおこんこんと湧き出ている泉を持っている大学もあるでしょうけれども、いまではすっかり泉が枯れ果てている大学もあることでしょう。しかし、泉は枯れ果てているように見えても、その底を掘ってみれば、そこには大学の生命を維持するに足る、こんこんと湧き出る太い水源が残されているはずだ」という早稲田大学元総長の奥島孝康先生の言葉です。

本学のキャンパスに新しい建物を創るということは本学に新しい生命を生むことであり、これまでに生まれ、脈々と引き継がれてきた生命に新しい生命が加わることであります。そして、本学が本来目指した創立の原点に立ち戻って、足元を確かめ本学の未来を確固たるものにするということであります。本学は創立五十周年に向かって歩み始めました。これまでの歴史と伝統を振り返って、その最良の部分を継承しながら、未来に向かって時代の変化に合わせた創造的なものを築き上げていかなければなりません。

私は年頭にあたり、あらためて建学者の方々が本学に託した理想とか夢、それはまさに建学の精神でありますが、本学の教職員すべてが先人たちの理想や夢を実現するために一致協力して大学を発展させる責務があると思っております。

良き医療人を育てる教育

医科大学の真価は、医学・医療に貢献する卒業生をどれだけ社会に送り出すかによって決まるということを、すべての教職員が常に心に銘記していなければなりません。

「教育」というのは、「教えること」と「育てること」の二つの要素を含んでおります。学生一人ひとりがもともと持っていないものを教え・授け、もともと持っている能力を引き出し育ててあげるのが教育です。そして、教育において一番大切なものは、「どうやって学生の心に火を付けるか」です。火を付ければ学生たちは燃え上がるはずです。学生一人ひとりを磨き上げるには、大学がモチベーションを的確に刺激し、それぞれの能力を高めるシステムを用意しておくことも求められます。

教育学習支援センターにおいての学習支援による学力向上、自立する力の育成、国際交流プログラムによる異文化体験、海外語学研修や医学研修、さらに基礎や臨床の教室を訪問し、研究に触れ学問をするという「わくわく感」を味わうことのできるスチューデント・リサーチャー・プログラムの導入も考えております。学生一人ひとりの多様な個性・能力を最大限に伸ばす教育と環境の熟成に努めていきたいと思います。

大学に魅力があれば、魅力にひかれて学生が集います。集えば優れた人材が育ちます。それが本来の学び舎（まなびや）です。金沢医科大学が好きで、金沢医科大学に入り、金沢医科大学で学び、自信と誇りを持って卒業する、そのような大学であり続けたいと思っております。そして、多くの卒業生が本学に残って、母校の発展に貢献してくれることを願っております。

研究の活性化

魅力ある大学づくりの中で重要なものの一つは研究です。大学は「知的好奇心で研究する」という姿勢がベースにあり、多くの教員が特色ある研究に取り組み、大学全体にアカデミックな、サイエンティフィックな雰囲気が漂っていることが大切です。「こういう世界的な研究をしている先生がいる」ということは大学の魅力を高めます。本学に存在する新しい研究の芽に、水をやり育てていくという方針を持ち続けたいと思っております。

竹越襄理事長に一億円用意していただき、平成二十四（二〇一二）年一月からスタートした金沢医科大学研究推進事業が、今年の十二月末で三年間の研究期間を終えることになっています。本学を代表する独創的な大型研究の推進を図る特別推進研究六件、本学卒業生の研究活性化を図る特別奨励研究二十八件の成果を楽しみにしております。本事業が本学全体の研究を活性化させ、刺激剤としての大きな成果が得られれば、竹越理事長に引き続き、未来への投資として、この事業の継続をお願いしたいと考えております。

今後、臨床の場で病気を診て、観察し、それから研究する、実験する若い先生がどんどん増えてきてほしいと思っております。また、女性教員の皆さまには、研究面でも一層の貢献をお願いしたいと考えております。優れた研究実績を挙げられた先生を表彰する女性研究者賞の制度も検討したいと思っております。

金沢医科大学医学会は昭和五十（一九七五）年六月に研究の活性化を目的に設立されました。来年四十周年を迎えますが、この節目の年までにNature誌かScience誌に本学初の論文が掲載され、本学の教員の研究成果が世界に発信されることを夢みております。

大学病院の重要性

本学の発展に重要な役割を果たすのが大学病院です。大学病院には教育の場としての役割と地域医療の基幹病院・最終拠点病院としての役割があります。医学部および看護学部の学生に対する卒前・卒後の臨床教育、とくに医学教育における診療参加型臨床実習は医学教育の国際基準を満たすためにも今後、ますます重要になってきます。

全人的な医療ができる医師・看護師の育成には、医療現場で優れた指導者の下で医療に参加することが非常に大切です。本学には氷見市民病院と能登北部地域医療研究所・公立穴水総合病院という優れた教育の場もあり、本学大学病院と連携して良き医療人の育成に努めていきたいと思います。診療・教育機関としての機能を充実させ、社会的評価がさらに高まり、社会から真に頼られる病院になることを期待しております。

良質の教育・研究を可能にするには財政基盤の確立が大切です。本学の帰属収入の約七〇パーセントは医療収入であり、経営基盤の強化という面でも病院の役割は大きく、これからも時代の変化、地域のニーズを先取りし、今後ますますの発展を願っております。

さて、今年は午年、午は馬です。昔から「天を行くは龍に如くはなく、地を行くは馬に如くはなし」といわれているように、畜類の中で馬ほど人に直接役立ち、多くの意義を持っているものは他にありません。馬は古来より、龍馬や天馬と呼ばれる非常に優れた馬、神馬《しんめ》（神聖視されている馬）、駑馬《どば》（才能の劣っている馬）などと分類されています。亀が兎に勝ったように、「駑馬も千里」という言葉は凡才の努力がきっと報いられることを示したものです。このように馬はいろいろな能力を持っており、午年は激動の時代を一生懸命努力すれば乗り切ることができます。皆さん、午年の今年、教職員協働で力を合わせて実りある年にしましょう。

年頭挨拶
魅力ある大学を目指して

（2016年1月4日、年頭挨拶・抄）

昨年もいろいろなことがありましたが、竹越 襄理事長の下、本学職員が力を合わせて次の五十周年に向けて一つひとつハードルを乗り越えてきたように思います。あらためて、皆さまに心よりお礼申し上げます。

少し、昨年を振り返ってみますと、まず第百九回医師国家試験において新卒者の合格率は過去二番目の九三・八パーセント、全体で八八・二パーセントでした。看護学部においては、看護師国家試験は九八・五パーセントで残念ながら五年連続一〇〇パーセントは達成できませんでしたが、助産師は五年連続、保健師は三年連続一〇〇パーセントを達成してくれました。医学部志願者も過去最高の三、九〇一名となりました。これも本学が受験生、ご父兄、社会から支持と信頼を得ている証であり嬉しく思っております。

現在、看護職者に求められる役割も多様化、複雑化しております。このような変化に対応するために、高度看護専門職者および看護学教育者の育成を目的とした大学院看護学研究科修士課程が昨年四月からスタートしました。定員六名に対して七名が第一期生として入学し、順調に歩み出しました。今後、医学研究科と共に本学の建学の理念である良き医療人の育成に貢献するものと期待しております。

また、昨年七月に本学の学術・研究の進歩・発展に大きな役割を果たしてきました金沢医科大学医学会の四十周年記念式典が行われました。四十周年という節目を契機として、金沢医科大学医学会が次の十年後の評価を十分意識して一段と飛躍するよう努めていかなければなりません。今回、医学会四十周年を記念して新たに医学会賞が創設されました。近い将来、本学研究者の論文がNatureやScienceなど世界最高峰の科学雑誌に掲載され、研究成果が世界に発信されるものと確信しております。

皆さまもご存知のように昨年十二月に本学病院で先天性の重い心疾患に対して、小児科と小児心臓外科の先生の高度な診断と手術によって尊い生命が救われました。また、本学病院に低酸素脳症で入院した男児がご家族の尊い善意を受け、臓器移植法に基づく脳死判定と臓器摘出が行われました。東北大学病院や国立成育医療研究センターなどで移植が行われ、長い間移植を待たれた患者さまの命が救われました。最先端医療を担う大学病院の社会的使命を果たし、本学病院の名誉を一層高められた松本忠美病院長をはじめ、病院のスタッフの皆さまに深い敬意と感謝の意を表します。学生諸君や研修医も本学病院を誇りに思ってくれたものと思います。

昨年、学校教育法の一部改正が行われ、四月一日から施行されました。改正の主な点は、①学長のリーダーシップの強化と副学長の権限強化、②教授会の役割の明確化です。学長は理事長、理事会から委任されている業務について最終決定権を持ち、教職員に対して指揮命令権を有することが法的に示されました。また、教授会は教育研究に関する専門性に基づいて、教育研究の事項を審議する審議機関であることを明確にしました。

私自身、新しい学校教育法の下で、まだ手探りの状態で仕事をしておりますが、今、学長として力を入れていることの一つが医学部の講座主任の選考でございます。講座主任の選考は本学の将来にとって極めて重要であり、学校教育法の改正に伴って、講座主任選考に学長が大きな権限と共に責任も課せられることになりました。新しい選考規程によって既に二名の講座主任が決定され、五名の選考が進行中であります。新しく選ばれる講座主任の先生方には教育・研究・診療面で十分に責任を果たされ、本学の発展に大きく貢献されることを心から願っております。

学長に大きな権限が与えられましたが、これからも皆さまと共に目標に向かって力強く歩んでいきたいと考えております。

さらなる発展に向かって

平成二十（二〇〇八）年から全国の医学部の入学定員が増え始め、平成二十八（二〇一六）年度の入学定員は九、二六二名で、これまでに一、六三七名増えております。さらに、医学部が一つ新設される予定になっております。また、十八歳人口が平成二十四（二〇一二）年から百二十万人の状態で横ばいになっておりますが、平成三十（二〇一八）年になりますと減り始めるなど私立医科大学を取り巻く環境はますます厳しくなることが予想されております。

皆さまもご存知のように国家試験の合格率をはじめいろいろな指標によって大学のランク付けが進んでおります。私立医科大学ではこのランキングによって大学を志望してくる学生の質、数が大きく変わり、最終的には大学の教育、研究の在り方、将来に大きく影響いたします。

最近、本学のランキングが上がってきておりますが今後、私立医科大学二十九校の中で上位グループを目指してランキングを上げなければなりません。そのためには高い国家試験の合格率に加えて、特色ある大学づくりが必要不可欠であります。若い学生諸君が金沢医科大学で学びたい、そして本学で研究や診療に励みたいと思うような魅力ある大学をつくらなければなりません。そして、卒業生の皆さんが「金沢医科大学で学んで本当に良かった」と心から思える大学を目指したいと思っております。

私はこれまで五度の年頭挨拶で、本学の最重要課題は六年間の医学教育の質の保証とその教育の成果としての医師国家試験の合格者数と合格率を毎年高い水準に維持することであると申し上げてきました。私はこのことは今後とも変わらない、変えてはならないと思っております。もう一つの重要課題は研究の活性化であると考えております。これから教育と研究についての私の思いを少し述べてみたいと思います。

医学教育と国試対策

今、医学教育において医療のグローバル化によって教育の質が国際的に問われる時代になり、我が国の医学教育は学習成果基盤型教育と国際基準の二つのキーワードのもと、大きく変わろうとしています。昨年、日本医学教育評価機構が設立され、医学教育分野別認証評価の本格的な審査が始まります。二〇二三年までに我が国八十大学の医学部すべてが受審することになります。本学も国試対策と連動した学習成果基盤型教育と診療参加型臨床実習を中心に医学教育の国際基準を満たすカリキュラムの検討に入っており、平成三十年度の受審を目指しております。これを機会に一層の医学教育の質保証、そして医療の質保証に努めていかなければなりません。

次に国試対策について述べます。私は過去五年間の国試成績において、本学にとって新卒の合格率が過去最高の九五・二パーセントと過去十五年間で最低の七四パーセントを経験しました。国家試験の成績は第六学年の学生一人ひとりの能力に加えて多くの要素が合わさって変動します。また、国試の成績は気を許すと厳しい結果をもたらします。教職員、学生すべてが気を引き締めて、弛まぬ努力を続けなければなりません。

国試の成績が良い年に共通しているのはクラスとしてまとまりが良く、お互いに協力して教え学び合い、国試合格に向けて強い団結力があることです。学生同士の支援学習は精神的支えも含めて大きな力となります。クラスのまとまりを良くするためには、できるだけ低学年の時からクラスをまとめるリーダーたちを育てることもこれからの課題だと思っております。

看護学部の課題

全国的に看護学部の新設が相次いでおり、ここ二、三年のうちに北陸三県でも三校が新設される予定です。今後ますます学生募集が困難になることが予想されます。優秀な学生を安定して確保するため、平成二十九年度入試より「指定校推薦入試制度」を導入することにいたしましたが、これからも計画的に対策を進める必要があります。最も重要なことは本学看護学部に魅力があることであり、他大学にない強みをいくつか持つことであると考えております。

研究の活性化

研究は論文の質や数、外部資金の獲得、特許などで評価されるのは当然ですが、私は「研究する行為」そのものがとても重要であると思っております。研究を通して論理的思考能力や判断力、集中力などが育まれ、新しいものを創造する心が生まれます。この資質は臨床医としても、教育・研究者としても欠くことのできない大切なものです。そのような意味で研究の活性化は良医の育成や本学の将来を担う人材育成のためにも必要不可欠であります。

竹越 襄理事長に一億円用意していただき、平成二十四（二〇一二）年一月からスタートした研究推進事業が三年間の研究期間を終え、その成果がまとめられました。本事業によってこれまでに英文論文四十六編が公表され、一定の成果が得られたものの若手研究者の育成があまり進んでいないことが浮き彫りになりました。最近、大学院の学位論文の半数以上が英文論文であり、嬉しく思っておりますが、大学院の今後一層の充実を願っております。また、各教室の講座主任には、研究指導体制の強化に一層努力されるようお願いいたします。

研究活性化のもう一つのポイントは総合医学研究所です。研究の活性化に最も重要なことは優れた研究者が集まっていることであり、西尾眞友所長を中心に優れた人材の獲得に努力していただいておりす。近い将来、総合医学研究所が本学の研究の中核となり、多くの研究成果が挙がることを期待しております。

最後に、特定機能病院承認要件の改正への対応について述べたいと思います。従来の承認要件が改正され、研究面で英文論文のみが評価されることになり、病院所属の教員・医師等が筆頭著者として発表した英文論文の数が年間七十件以上求められることになりました。大学病院として特定機能病院の認定を受けることは必須であり、昨年五月より英文論文作成のための対策委員会を立ち上げ、学長補佐の神田享勉先生に委員長をお願いし、承認要件を安定的に満たす方策を考えていただいております。大学病院には、明日の新しい診断、新しい治療の創出と人材育成という大切な使命があります。大学全体の質向上にもつながるので、本学の臨床系と基礎系の先生方には連携・協力し目標を達成できるように、ぜひよろしくお願いいたします。

さて、今年は申年です。干支は六十年ぶりの丙申（ひのえさる）です。丙（ひのえ）の字は形が明らかになってくる頃という意味があります。申（さる）の字は果実が成熟していって、固まっていく状態を表しています。したがって、丙申の今年は頑張ってきた人の努力が形になっていく年です。皆さん、丙申の今年、本学の教職員一同自分の場所に誇りを持ち、教職協働で一生懸命努力して実りある年にしましょう。

第二章　学生諸君へ

医療の原点は「生命への畏敬」

（2011年4月5日、第四十回入学式式辞）

式辞を述べる前に、このたびの東日本大震災により、お亡くなりになられた方々のご冥福をお祈り申し上げますとともに、被災された皆さま、そのご家族の方々に心よりお見舞いを申し上げます。そして、被災地の方々の安全と一日も早い復旧・復興をお祈り申し上げます。

本日、ここに多数のご来賓の方々のご臨席を賜わり、金沢医科大学第四十回入学宣誓式を挙行できますことを深く感謝しております。新入生の皆さんは尊い命を守るという崇高な使命感を持って医学・看護学の道を志し、入学試験の難関を見事に突破され、この素晴らしい日を迎えられました。皆さんに心からお祝いを申し上げると同時に、皆さんを今日まで育んでこられたご両親、ご家族の方々のお喜びもひとしおのことと、心よりお祝いを申し上げます。

皆さんが入学されたこの金沢医科大学は来年創立四十周年を迎えます。医学部はこれまで三、三九三名の卒業生を送り出し、看護学部はその前進である看護専門学校と、この三月の初めての看護学部卒業生を合わせると一、九七七名に上ります。本学を巣立った皆さんの先輩が立派な医師・看護師として全国で活躍し、社会的に高い評価を得ておられます。皆さんは今日から、この多くの先輩たちに負けず、また、先輩たちが築いた伝統を守って精進しなければなりません。どうか本学の学生であることに誇りと、そして高い志を持って学業に励んでいただきたいと思います。

さて、皆さんは多くの人生の選択肢の中から、あえて大変重要で社会的にも責任の重い医療の道を選ばれました。医師・看護師は人間の生命の誕生、生、死に関わる大変尊い聖職者であり、まさに本学のエンブレムに掲げられております〝Reverentia Vitae（生命への畏敬）〟を医療の原点として、その使命を果たさなければなりません。医学や看護学の進歩は日進月歩で常に進化し続けており、これからは生涯にわたる長い長い勉学の毎日が待ち受けていることを自覚し、皆さんが歩む道は決して易しいものではないことを認識する必要があります。これまでの厳しかった受験勉強では知識の詰め込みを主体とした、どちらかというと受動的な学習であったかと思います。しかし、大学における教育は高等学校までの教育とは根本的に異なり、学生自らが主体性を持って学ぶ自学自習に重点が置かれています。この自学自習の基本となるものは言うまでもなく「考える」という行為であり、皆さんはできるだけ早く考える習慣、すなわち、自己の思考過程を作り上げる努力をしなければなりません。生涯を通して「何を、どのように学び続けるか」を最初に学ぶのが大学であり、その意味で大学の教育は生涯学習の原点であります。

金沢医科大学は開学以来、建学の精神にある「倫理に徹した人間性豊かな良医の育成」を教育の基本とし、学生一人ひとりと教員が向き合うフェイス・トゥ・フェイスの教育を実践してきました。また、私たちの大学は良医の育成のために、常に新しい時代に合った良質の学習環境を整備してまいりましたが、このたび、新しいアナトミーセンターが完成いたしました。解剖学実習は、医学を志す者すべてが通らなければならない最も重要な関門であると同時に、優れた医師の育成に必要不可欠な教育課程であります。医学の礎となる解剖学実習環境を飛躍的に向上させることができたと思っております。

皆さんもご承知のように、最近の医学研究や医療技術の進歩には目覚しいものがあり、ＤＮＡ医療技術、再生医療の発展を見ておりますと、医学・医療の進歩が人間の生命そのものをコントロールし、自然の摂理にまで影響を与えそうな状況であります。このような医療技術の進歩が、病気で苦しんでおられる患者さんにとって大きな福音をもたらしているのは明らかですが、一方で、あまりにも科学的な医療に走りすぎますと、医療の原点である医師と患者さんの関係が軽視されることになりかねません。〝医師は病気を診るだけでなく病人を診なさい〟という言葉がありますが、患者さんは病人である前に一人の人間であり、一人ひとりが異なった人生を持っておられ、一人ひとりが違った人間であることを十分理解しなければなりません。医学・医療が進めば進むほど、医の原点である患者さん中心の医療、すなわち、患者さん一人ひとりに〝温かい全人的医療〟の実践を心掛けねばなりません。看護も人間と人間が心と身体を使って向き合う仕事で、信頼関係が全ての基本になります。患者さんを自分と同じ人間として感じることのできる豊かな感性を持つことによって、〝看護〟を遣り遂げることができるのです。

これからの医療を担っていく皆さんは、細分化し専門化された最先端医学を含む医療全般にわたる幅広い知識と技術を習得することが求められます。一方で、豊かな人間性、すなわち、幅広い教養と患者さんを思いやる深い人間愛や倫理観も身に付けなければなりません。本学はこれまで、「医の学」「医の術」「医の心」を備えた多くの良医を育成してきたものと確信しております。

ここで、本学で学ばれた、お一人を紹介させていただきます。新聞等の報道でご存知の方もおられるかと思いますが、本学の昭和五十五（一九八〇）年の卒業生、植田俊郎先生は岩手県大槌町で地域医療に貢献してこられましたが、このたびの東日本大震災で四階建ての医院が津波にのみ込まれました。屋上に逃げ、助けを待ち自衛隊に救助された植田先生は「次は助ける番、医者だから」と休むことなく避難されている人たちの医療に献身的に尽くしておられます。最前線の医療でまさに「美しい医の心」を実践しておられる、素晴らしい先輩がおられることを心に留めておいてください。

皆さんの本学での六年間あるいは四年間の学生生活が、皆さんのこれからの人生の原点になると思います。多くの人生の師、良き友に巡り合い、共に学び、友情を育み、希望、夢に向かって一歩一歩着実に前進されることを期待しております。ノーベル化学賞を受賞された根岸英一先生は恩師の言葉「大きな樫の木も小さなドングリから」を心の支えとして研究に没頭されてきたそうです。それぞれの一歩は、小さな一歩かもしれませんが、やがて将来の大きな一歩になると信じて、日々努力していただきたいと思います。皆さんのこれからの健闘を心から祈って、私の式辞といたします。

皆さん、入学、本当におめでとう。

社会の期待に応える

（2016年3月5日、第三十九回卒業式式辞）

本日ここに、第三十九回金沢医科大学卒業証書・学位記授与式を挙行するにあたり、ご臨席を賜りましたご来賓、ご父兄の皆さまに厚くお礼申し上げます。本日栄えある卒業の日を迎えられた皆さんに本学教職員を代表して心よりお慶びとお祝いを申し上げます。皆さんのこれまでのご努力に深い敬意を表します。また、皆さんが学業にいそしんできた間、しっかりと皆さんを支え、今日のこの晴れの日を待ち望んでおられたご両親をはじめご家族の皆さまに心よりお祝いを申し上げます。

現在、日本の医療は医師・看護師不足や地域医療の再生を含む多くの課題を抱えており、本日、本学より医学部卒業生九二名、ならびに看護学部卒業生六八名、合わせて一六〇名の将来性豊かな人材を社会に送り出すことは、我が国の医学・医療の発展に貢献するものと確信しております。

本学の医学部卒業生は本年度をもちまして、三、九〇〇名に上り、医学・医療界で活躍し、高い評価を受けております。看護学部卒業生はその前身である看護専門学校の卒業生を合わせると二、二八四名に上り、本学病院をはじめ全国各地で活躍しております。本学は昭和四十七（一九七二）年の創立以来四十四年目に入り、次の節目である五十周年に向かって歩み続けておりますが、これまでにも増して厳しくその真価が問われることになります。大学がどのような大学であるかは、卒業生によって決まります。皆さんはこのことをよく心に刻み、本学卒業生として自信と誇りを持って行動し、社会の期待に応えるよう心から念願してやみません。

さて、医学部の卒業生の皆さん、これからは医師という大変重要で社会的に責任の重い職業に携わっていくことになりますが、現在の段階では基本的な医学知識と技術の一部を習得したに過ぎません。医学の研究や医療技術が飛躍的に進歩し、最先端の診断法やロボット手術、遺伝子治療、再生医療など、さまざまな医療の分野で、半世紀前には想像もできなかったことが現実のものとなっております。とくにｉＰＳ細胞は、これまでの生物学の常識を変えただけでなく、組織や臓器を作り出して移植する再生医療や難病の解明、新しい医薬品の開発など、今後の医療の姿を大きく変えるものと期待されております。したがって、皆さんは「学ぶ心」、「知的好奇心」を失わず、絶えず研修に励み、常に最良の医療を提供するために生涯努力を続けなければなりません。一方、医学・医療が急速に進歩し医療技術が高度化し、あまりにも専門化、細分化した医療に走りすぎますと、人間性がその中に埋没してしまい、医師の目は患者という「人間」よりも病む臓器に向いてしまい、「病気ではなく、病人を診る」という医療の原点、医の心を見失うことになりかねません。本学の建学の理念である「倫理に徹した人間性豊かな良医の育成」は、医学・医療が大きく発展した現在、そして将来においてますます重要になると思われ、患者さんから信頼される良医であることこそが医師の原点であると確信しております。卒業生諸君は、これから地域医療から最先端医療まで医療の最前線で仕事をしていくわけでありますが、医療で最も重要なのは、患者さん一人ひとりの希望、ニーズ、そして患者さんの人格を尊重し、患者さんの満足する医療を提供することであります。病気の治療においては、医学的な視点ばかりでなく、患者さんの個性や家庭的・社会的、精神的背景などを十分に配慮した上で「医の心」を大切に一人ひとりに〝温かい全人的医療〟の実践を心掛けねばなりません。アメリカ医学の祖であるオスラー（W. Osler）博士の言葉、「医学・医療は患者と共に始まり、患者と共に在り、患者と共に終わる」を肝に銘じてほしいと思います。

看護学部の卒業生の皆さん、皆さんはこの四年間、一人ひとり明確な目的意識を持ち、患者さんから信頼される看護師を目指し、学業に励んでこられたものと思います。超高齢化が進む我が国において、看護師の役割はますます重要になってきます。今後、看護師として、使命感と気概を持って看護の道を進まれることを心から希望いたします。

看護の魅力は実践の中にあります。臨床の場で、時間の大半を患者さんと共に過ごすのは看護師であり、患者さんの状態が変化する最初の兆候を見つけるのも看護師です。これから臨床の場で看護の技と感性を磨き、手と、目と、耳と、言葉と心を総動員して患者さんと接し、看護の喜びや感動を全身で体験してください。

医療福祉ジャーナリストの早野真佐子さんは、看護の仕事の重要性、魅力、真髄を、藍染めの織物の横糸に重ね合わせ、美しい言葉で語っておられます。少し紹介させていただきます。

「看護は　横糸／医師　薬剤師　栄養士　リハビリ療法士／その他の医療専門職は　縦糸／太く長く伸びる　いく筋もの　縦糸／看護は　そのすべてを　つなぐ　横糸　[中略]　一筋ひとすじの　縦糸の色合いや　役割を／よくわかって　つないでいくのは　横糸／横糸が　なければ／縦糸同士が　しっかりと　結びつくことはない／縦に伸びる　いく筋もの糸を／横糸が　たしかにつないで／医療は　はじめて　病む心身を包む　癒しの布となる　[中略]　命をまもる　つよく　しなやかな　横糸」（著書より

一部抜粋）心のどこかに残しておいていただければ嬉しく思います。

最後に、卒業生の皆さん、皆さんは患者さん一人ひとりの一度しかない人生に深く関わることになるのです。かけがえのない生命を扱わせていただいているという謙虚な心を持ち、責任感と倫理観、そして、何よりも患者さんへの思いやりと敬意を持って医療を実践していってください。この卒業という人生の節目に際し、これまで温かく導いてくださった方々に心から感謝し、一人の人間として、また、医療人として新たな出発の決意と、より高い志を持って各自の人生を歩んでいただきたいと願うものです。皆さん一人ひとりの明るい未来が限りなく開けていくことを心から期待して、私の式辞といたします。

皆さん、卒業、本当におめでとう。

「医学を学ぶ」ということ

（2013年9月24日、医学部編入学生入学宣誓式式辞）

難関の編入学試験に見事に合格し、本日晴れて入学式を迎えられました皆さんに大学としてはもちろん、同じ医学の道を志す者として、入学を心から歓迎いたします。また、ご両親をはじめご家族の皆さまに心からお喜びを申し上げます。

皆さんは少し遠回りをしてから医学・医療の道を選ばれました。サイエンスとしての医学は生命の神秘に迫る奥深い学問であり、人類の生存と繁栄にとって極めて重要な研究領域の一つであると同時に、医療は人の健康を守り、人の苦痛を和らげ病気を治し、そして人の命を守るという大きな責任と使命を持っております。皆さんが、生涯の仕事として医学・医療の道を選ばれたことに対して、心から敬意を表します。

皆さんが入学されたこの金沢医科大学は昨年創立四十周年を迎えましたが、医学部はこれまで三、六〇八名の卒業生を送り出し、本学を巣立った皆さんの先輩が立派な医師として全国で活躍し、社会的に高い評価を得ておられます。皆さんは今日から、この多くの先輩たちに負けず、また、先輩たちが築いた伝統を守って精進しなければなりません。どうか高い志と新しい金沢医科大学を創りだすという気概を持って学業に励まれることを期待して止みません。

さて、新しく入学された皆さんに、「医学を学ぶ」ということについて、少し申し述べたいと思います。

近年、生命科学の目覚しい発展によって、生命現象が分子・遺伝子レベルで解明され、医学の知識も高度に専門化・細分化してきております。また、再生医療、遺伝子診断・治療、分子標的治療など診療技術も日進月歩で常に進化し続けております。一方、医学・医療が急速に進歩・発展し、医療技術が高度化し、あまりにも科学的な医療に走りすぎますと人間本来の精神的な営みがその中に埋没してしまい、患者中心の医療というものが、医療の現場で希薄なものになってしまいます。臨床医学はサイエンスに裏付けられたアートであるといわれております。サイエンスは科学的に証明された医学知識や根拠の集積であり、アートは患者の個性や背景を考慮しサイエンスを的確に一人ひとりに応用する技・態度であります。本学の教育の基本目標は「医の学」、「医の術」、「医の心」を三本柱としたバランスのとれた「人間性豊かな良医の育成」にあります。「良医」とは、常に患者の立場に立って考え、一人ひとりの患者に最も適した医療を提供できる、そして、それを可能とする知識と技術に精通した医師です。医師として基本的に重要な医学知識や医療技術を学ぶことについては、本学の教育システムや皆さんの学力レベルから考えるととくに難しい問題はないと考えております。

ある大学で十年以上にわたって患者さんに対して、「医学生に期待することや要望」を言ってもらったところ、ほとんどの患者さんが「私たちのような患者の、その心がわかるようなお医者さんになってください」と言ったそうです。これまでの我が国の医学教育は、サイエンスとしての医学教育を重要視するあまり、豊かな人間性を育み、倫理観を培う「心の教育」は必ずしも十分ではなかったように思います。社会的に問題になっている医療に対する不信感も技術的なミスよりは、「病気でなく病人を診る」という医療の原点、医療の心を見失った結果によるものが多く、あらためて医学教育における医師としての心の教育の重要性、必要性を強く感じております。アメリカ医学の祖であるオスラー（W. Osler）博士の言葉「医学・医療は患者と共に始まり、患者と共に在り、患者と共に終わる」は過去も現在も未来も変わることがないでしょう。

「倫理に徹した人間性豊かな良医の育成」を建学の精神とする本学で、生涯の仕事として医学・医療を選択した喜びを噛みしめ、日々の学業に精進し、サイエンスとアート両方の能力を身に付け、社会に貢献する良き医療人になっていただきたいと思います。

これから皆さんが医学部という新しい世界で、そして、ここ内灘の美しい自然と金沢をはじめ石川県の豊かな文化に触れ、充実した学生生活を送り、皆さん一人ひとりの希望や夢が実現することを心より願って、本日の式辞といたします。

皆さんおめでとう。

知を開拓する

（２０１５年４月９日、大学院入学式式辞）

皆さん、本日は大学院入学おめでとうございます。今年度は、看護学研究科の最初の入学生を迎えることができ、本学にとって大きな喜びとするところであります。金沢医科大学を代表して皆さんの大学院入学を心から歓迎いたします。皆さんは、今までの研鑽を踏まえ、さらなる学問的飛躍を期して大学院において学び研究する道を選択されました。これから始まる大学院での四年間あるいは二年間の研究生活を通し、かけがえのない経験をされ、それが皆さんの一生の財産になることを心から願っております。本学大学院医学研究科は、「医学に関する学術ならびにその応用に関して、さらに高度の学識と自立して研究活動を行える研究能力を養い、日進月歩の医学の発展に寄与できる人材を育成すること」を目的としています。また、看護学研究科のアドミッションポリシーの中で示されているように、看護学研究科は看護の質の向上および看護学の学際的発展に寄与できる高度看護専門職者、看護教育者・研究者を育成することを目指しております。すなわち、大学院は学部時代のように勉強するだけではなく、学問をする場、知を開拓する研究の場であります。皆さんは今、学部時代よりさらに奥深い学問・研究の世界に足を踏み入れました。皆さんには、より深い学問の世界で、充実した大学院生活を送ってもらいたいと思います。

二十一世紀は「ゲノムで生命を考える生命科学の時代」といわれており、皆さんもご存知の通り、最先端のＤＮＡ医療技術、分子標的治療、ｉＰＳ細胞の再生医療への応用など医学・医療はダイナミックに進化しております。しかし、いまだに原因も不明で適切な治療法がない病気も多くあります。私たちが身近な問題としております「感染症、がん、メタボリックシンドローム、老化に伴う疾患」など、いずれも人類が解決すべき大きな課題となっております。医学・医療の第一の目標は、病気の予防・治療、健康の維持・回復と生命の保全を図ることを通して、患者さんを助け、社会に貢献することであります。私たちは過去と現在の医学を学び、医療の場において治療に応用することは当然でありますが、それだけでは治すことのできない病気をより良く治療するために、常に先端医療を切り拓く研究が必要であります。そして、医学の進歩を支えるのは、多くの研究者の堅実な研究の一歩一歩の積み重ねであり、今後、皆さんも研究者として、医学・医療の発展に向けての研究がスタートすることになります。研究の世界では一つの問題が解決しても、そこから新たな問題が発生するという繰り返しの中で、成果を少しずつ積み重ねて研究が進んでいくのです。

皆さんは、これから四年間あるいは二年間大学院でそれぞれの指導教授から与えられる研究課題を探求することになりますが、研究に打ち込むことは大変有意義なことです。私も四十三年前に医学部を卒業し、直ちに大学院に入学し、今はお亡くなりになりましたが、恩師の梶川欽一郎先生から「動脈硬化の病理学的研究」のテーマをいただきました。私の人生の中で研究に携わったのは初めての経験でしたが、大学院に入って初めて研究の面白さが分かりました。先生のご指導の下で多くの研究論文を読み、一から自分で研究し自分で答えを探して日夜、研究に励んだことが現在の私の研究者としての原点になっております。これからの研究で培われる科学的な思考法は医学・看護学そして医療の場において必ず役立ちます。

皆さんもこれから生涯の恩師となられるであろう指導教授の下で自分で考え、自分で手を動かし、自分の目で確かめ、自分で答えを出すという完結性のある喜びを経験していただきたいと思います。そして、研究を楽しみ、学問をするという「わくわく感」を味わってください。

最後に一言付言させていただきます。最近の新聞報道等などでご承知のこととは思いますが、科学研究における不正が後を絶たず、社会問題として大きく取り上げられております。皆さんには、研究そのものの倫理性、研究の発表をも含めた研究活動のすべてのプロセスにおける倫理性について常にお考えいただきたいと思います。

皆さんが持っておられる素晴らしい能力が、大学院においてさらに大きく花開き、本学に多くの新しい研究の芽が育つことを心から願って、本日の式辞といたします。

留学生の皆さんに一言、入学のお祝いを述べます。

I would like to say a few words in English to our international students from China.

I welcome you to Kanazawa Medical University Graduate School of Medical Science.

I sincerely hope that your research work at our university will be a successful one, which will lead to the advancement of medical science and patient care in the future.

I also hope you will establish good relationships with the professors and staff and gain valuable friends while you are here.

Please enjoy and cherish your time at our university, in Uchinada and Kanazawa, and in Japan.

Congratulations!

医学・医療に貢献する

（２０１６年3月25日、大学院修了式式辞）

このたび、十二名の皆さんが金沢医科大学大学院医学研究科の課程を修了され、博士の学位を授与されました。誠におめでとうございます。皆さんの多くは臨床の実務を抱えながら、研究活動においても大きな成果を挙げられました。本当に大変だったと思います。今日の学位記授与式を迎えられた皆さんにあらためて、心から敬意を表します。

皆さんは大学院に入学することによって、一段と深い学問・研究の世界に足を踏み入れました。そして、大学院で研究を始め、自分で考え、自分で手を動かし、自分の目で確かめ、自分で答えを出し、素晴らしい学位論文を発表されました。学問の世界の広がりを考えると、今はまだ出発点に近い所ですが、大学院で学部の時代とは異なった学問・研究の奥行きの深さに触れることができたのではないかと思います。

博士の学位は、皆さん方の長年の努力による新しい知の創造であり、貴重な知的財産としての認知といえます。そして、博士のもう一つの意味は、独立した研究者としての資格が与えられたことです。

私たちは過去と現在の医学を学び、医療の場において現時点での最高の知識と技術を持って目の前の患者さんの治療にあたることは当然でありますが、それだけでは治すことのできない病気をより良く治療するために、明日の医学・医療を切り拓くことが求められます。人類の歴史において病気も時代と共に変化しており、私たちは絶えず、新しい時代の医学・医療に適応していかなければなりません。医学・医療の進歩は日進月歩で常に進化し続けており、最先端のＤＮＡ医療技術、分子標的治療、再生医療、ロボット手術など医学・医療はダイナミックに変化しております。とくに、iPS細胞は、これまでの生物学の常識を変えただけでなく、再生医療や、難病の解明、新しい医薬品の開発など、今後の医療の姿を大きく変える可能性があります。したがって、皆さんは、これからも自分の専門的能力の向上を目指して学び続けなければなりません。

本学においても今年二月に「再生医療センター」が完成し、四月から本格稼動し、iPS細胞や幹細胞を用いた肝臓の再生やがん免疫療法を開始することになっております。皆さんにも再生医療に取り組んでいただきたいと思っております。

ところで「日進月歩の医学・医療」といっても、その陰で多くの研究者たちが何年、何十年もかけて、地道な努力を続けております。一つの問題が解決しても、そこから新たな問題が発生するという繰り返しの中で成果を少しずつ積み重ねていくのが医学研究です。医学の進歩を支えるのは、堅実な研究の一歩一歩なのです。将来に向けて継続的な研究こそが大切であり、継続がさらなる知の創造を生みます。医療の場においては、病名は同じであっても、その実態は患者さん一人ひとり異なっており、患者さんの多様性を考慮した医療が求められます。そこで、必要とされるのは常にリサーチ・マインドを持ち、科学的に病気・病人を解析する能力です。今後、臨床の場で生じた疑問を解決すべく、研究する、実験する医療人になられ、医学・医療に貢献されることを期待しております。皆さん、これからも科学的な視点が養える研究を忘れないでください。そして、サイエンスを楽しんでほしいと思います。

昨年、ノーベル医学生理学賞を受賞された大村 智先生は、土壌の中のおびただしい微生物を調べ上げる地道な研究が実を結び、年間三億人もの眼病や皮膚病で苦しむ人を助ける特効薬を開発されました。大村先生は、「これが役に立つんだと思いながら研究を続けることが大切だ」と言っておられます。

今後、皆さんが臨床医の道、あるいは研究者の道、どちらを選ぶにせよ、それぞれの分野で世界最高のものを追究している人の所に行って勉強してみるというのは、若い人にとって大きな財産になると思います。ぜひ、チャレンジしてください。

皆さんが、本学の大学院で優れた、そして情熱あふれる指導者の下で研鑽を積み、そして研究生活から得た高い志を、今後の人生に生かし、皆さん一人ひとりの夢や希望が実現することを心から願って、本日の式辞といたします。

留学生の皆さんに一言、お祝いを述べます。

I would like to congratulate the graduating international students from China and Vietnam.

You received a doctorate degree in medicine after successfully completing a four-year graduate program and submitting a thesis.

I believe that your research work will contribute to the advancement of medical science and patient care.

I hope you have established good relationships with the professors and staff and gained valuable friends at Kanazawa Medical University.

I wish you the best of luck in your future endeavors.

生命への畏敬の念を抱く

（2016年5月21日、第三十八回納骨式式辞）

本日ここに、第三十八回納骨式を挙行するにあたり、ご臨席を賜りましたご遺族の皆さま、ならびにご来賓の各位と共に、学生、教職員一同は、謹んで御霊前に哀悼の意を表し、御霊の安らかならんことを、お祈りするものであります。

平成二十七年度第二学年学生による解剖学実習をさせていただき、本日納骨をさせていただきました故石山康雄殿をはじめ三十四柱の御霊は、霊峰白山を仰ぐここ本学納骨堂にて、永久の眠りにつかれることになります。

解剖学実習において、学生は人体の構造を直接目で確かめ、手で触れさせていただくことにより、初めて精妙な人体の構造を、正確に理解することができるようになります。また、この解剖学実習を通して、学生は人体を観察する方法を学び、医学において観察することが、いかに重要であるかを理解するようになります。

ご遺体から学びますことは、科学としての医学の知識だけではありません。ご遺体に接することによって、学生は初めて「生と死」を、身近な問題として考えるようになり、生命の尊厳を悟り、そして限りない生命への畏敬の念を抱くようになります。

解剖学実習は、医学を志す者すべてが、最初に通らなければならない、最も重要な関門であると同時に、医学の発展と優れた医師の育成に必要不可欠な課程であります。医学教育において、必須の解剖学実習のために、尊いご遺体をささげられましたご本人、ならびに、ご同意をいただきましたご遺族皆さま方の、お志に対して、本学学生、教職員一同は深い敬意を表しますとともに、心より感謝を申し上げます。

在りし日のお姿をみることはかないませんが、そのご遺志は、学生一人ひとりの心の中に、末永く生き続けることと思います。第三十八回納骨式にあたり、本学学生はもとより、私共医学の教育・研究に従事する教職員は、ひたすらに御霊が安らかでありますようにお祈りし、さらに一層、医学の発展に精進することをお誓い申し上げ、式辞とさせていただきます。

医学発展のために精進する

（２０１５年10月10日、第四十三回解剖体合同追悼法要式辞）

本日、ここに第四十三回金沢医科大学解剖体合同追悼慰霊祭を挙行するにあたり、ご臨席のご遺族の皆さま、ならびにご来賓各位と共に、金沢医科大学医学部・看護学部学生、ならびに教職員一同は、謹んで御霊前に哀悼の意を表し、御霊の安らかならんことをお祈りするものであります。

平成二十七年度慰霊を申し上げる解剖体数は、解剖学実習における三十五柱、病理解剖による四十六柱の合計八十一柱に及びますが、医学の教育、研究のために尊いご遺体をささげられましたこれらの方々、およびご同意いただきましたご遺族の方々に対しまして、衷心より感謝を申し上げます。

解剖学実習は、医学教育において必要不可欠な課程であり、学生は、直接ご遺体に手を触れることにより、教科書のみでは理解し難い、精妙な人体の構造を正確に把握することができるようになります。また、ご遺体に直接、接することによって「生と死」を身近な問題として考え、限りない生命への畏敬の念を抱くようになります。そして、故人の遺志とご遺族の気持ちを思い、あらためて医学を志したことを心から実感し、ひいては医学の崇高な目的を自覚するようになります。このように解剖学実習は解剖学の授業の中心であるとともに、医学を志す者すべてが最初に通らなければならない最も重要な関門であります。

また、医療の場におきましては、最先端の医療技術と献身的なご家族の看護にもかかわらずお亡くなりになられました患者さまの病理解剖を通じて、私たちは病気の診断や治療について、多くの重要な教訓を得るとともに、疾病のメカニズムを研究することが可能となります。このように病理解剖は、人類の病気との戦いにおいて、その新しい診断技術や治療法の確立のために、極めて重要な役割を果たしております。現代の医学は、技術的に大変目覚ましい発展を遂げていますが、病理解剖の重要性は今日でも変わることはなく、むしろ、ますます大きくなるものと考えられます。

このように、医学教育はもちろん、医学の進歩・発展のために尊いご遺体をささげられたご本人ならびに、ご同意いただいたご遺族の方々の深くご理解ある志に対して、本学学生、教職員一同は深甚なる敬意と感謝の念をささげるものであります。

最後に、八十一柱の御霊が安らかに永久の眠りにつかれることをお祈りしつつ、今後さらなる研鑽を重ね、患者さまから信頼される医師、看護師を目指して努力するとともに、一層の医学発展のために精進することをお誓い申し上げ、追悼の言葉といたします。

第三章　教育の質の向上と学生の能力開発

良医を育てる—初年次教育の重要性—

（2011年、金沢医大後援会橘会ニュース No.40）

医学教育は卒前、卒後教育を含め生涯教育であり、連続性の中で社会の求める要請に応じながら絶えず見直され今日に至っております。卒前の医学教育に必要不可欠な基本内容を設定した「医学教育モデル・コア・カリキュラム」も作成後十年が経過し、今年三月、時宜にかなう改訂が行われました。改訂の主なポイントは、⑴基本的診療能力の確実な習得、⑵地域の医療を担う意欲・使命感の向上、⑶基礎と臨床の有機的連携による研究マインドの涵養の三点です。卒業時到達目標も設定され、これまで以上に卒業生の質を保証する医学教育が求められるようになりました。

一方、今年五月に開催された全国医学部長病院長会議で、最近、全国の医学部、医科大学で深刻な問題となっている学生の基礎学力低下に関するワーキンググループの検討結果が公表されました。それによると全国七十九国公私立大学中六十八校、八六パーセントで「学力の低下」が認められております。「学力低下があるとする根拠」として一番多かったのが「授業中の態度、私語や教員の指示に従わない」、「理科（生物、物理、化学）の成績低下」、「進級試験不合格者の増加」でありました。そして、「学力低下の原因」として一番多かったのが、「小中高校のゆとり教育の影響」であり、とくに「医学部入学定員増」が始まった平成二十（二〇〇八）年の入学生から第一学年、第二学年学生の留年者が急に増えてきており、この傾向は国立、公立、私立大学とも同じであるとの結果でした。

改訂「医学教育モデル・コア・カリキュラム」で明確に示された質の高い教育内容と学生の学力低下のギャップを埋めるために、今後、ますます各大学の教育力が問われることになります。

本学では教務部を中心に六年一貫統合型カリキュラムにおける主要な課題、⑴臨床実習の充実、⑵ユニット（基礎および臨床医学を学ぶために必要な知識の獲得を目指すための基本単位）制・ＰＢＬ（問題基盤型学習）の見直し、⑶初年次教育について検討に入っています。私は、とくに、これからの医学教育において、第一学年の初年次教育の充実が必要不可欠と考えております。医学部卒前教育の六年間は、医師になるための「基盤形成の六年」と位置付けられており、最初の一年はまさにその土台作りであるからです。健全な常識と豊かな人間性を育てる人間教育のスタート、医師としての職業的基盤を作る医学教育のスタートです。とくに医師は高度専門職業人（プロフェッショナル）であり、専門の知識と技術と共に高い倫理性と奉仕の精神が求められます。建学の精神と医のプロフェッショナリズムを医師育成の理念として、本学の卒前教育と卒後教育が一貫し、連続した流れの中で行われる必要があり、初年次教育は「良医育成」の基礎となります。

学生たちは医師としての人間形成と人格の陶冶、プロフェッショナリズムの習得を目指して、①教養、幅広い見識や学際的視野、②医の倫理と生命倫理、③医師としての責任感、④コミュニケーション能力、⑤感じる力、人間の心を知る力（患者中心の視点）、⑥思考能力、問題発見・解決能力、⑦医学知識と基本的診療能力、など多くのことを習得しなければなりません。

第一学年の時に、学ぶ方法を学び、医学を学ぶ喜び・楽しさを知ることができてしまえば、あとは自発的・能動的に学習する習慣が身に付いてきます。学生諸君が初年次教育によって活性化され、生来備わっている高い能力を十分に発揮すれば、本学での六年間の学びが一層豊かな実り多いものになります。

学生諸君には強い勉学意欲と精神力、そして夢・希望を持って一日一日を大切に過ごしてほしいと思っております。

スチューデント・ドクター医局 ―第六学年の学びの場―

本項は資料をもとに新たに執筆したものである

1．医学教育における臨床実習の重要性

本学医学部における六年間の卒前教育では、医師となるのにふさわしい人間的ならびに職業的基盤を形成し、医師国家試験に合格できる学力と臨床能力を身に付けることを目標としています。そのために第一～第四学年は一般教養、基礎医学・臨床医学の専門知識と基本的技能の習得に努めます。第五・第六学年では、病院で患者さんと接する臨床実習が中心となり、医療の実際を学びます。

臨床実習は医師のプロフェッショナリズムについて実践的に学べる重要な機会であり、医学教育の中で最も重要視される教育課程です。本学では見学型ではなく、診療参加型臨床実習（CCS: Clinical Clerkship）が主体となります。学生は指導教員や主治医と共に医療チームの一員として診療に参加し、症例の経験を積みながら、診断や治療の仕方を学び、教科書や文献で学んだ知識だけでなく医師に求められる感性、思考法、問題解決能力、コミュニケーション能力など基本的な臨床能力を養います。また、患者さんとの触れ合いから、優しさ、いたわりの気持ち、他人を思う心など「医の心」も学びます。

この臨床実習で習得したことが、国家試験後の医師としての臨床研修へと受け継がれ、「良き臨床医」の養成に繋がります。

2．スチューデント・ドクター

第五・第六学年でのＣＣＳでは医療の現場で実際に患者さんと接触し、実習の範囲内で指導教員の監督の下、患者さんに対して医行為を行います。したがって、医師免許を持たない医学生が一定条件下で許容される基本的医療行為を認める「質の保証」が求められます。この「質の保証」のために行われるのが全国共通の統一テスト（共用試験）であり、一定のレベルを持った医学生が実習していることを保証する制度です。

医学部第四学年の課程を修了した学生を対象に共用試験が実施され、ＣＣＳを行うにふさわしい知識・技能・態度を備えているのか、その能力を評価します。共用試験では二つの方法によって評価が行われます。一つは基礎医学・臨床医学知識の総合的理解力を評価するコンピュータを用いた客観試験（CBT: Computer Based Testig）であり、もう一つは基本的診療技能・態度を評価する客観的臨床能力試験（OSCE: Objective Structured Clinical Examination）です。条件が満たされた医学生に対して第五学年への進級が認められ、スチューデント・ドクター（Student Doctor）としてＣＣＳを行うことができます。

3．スチューデント・ドクター医局

第六学年の学生（スチューデント・ドクター）は病院内での臨床実習が主体となり、病棟、外来、手術室、検査室などさまざまな場所を活動の場とするが、学年全体と学生一人ひとりの主体的な学習を支援するスペース（ラーニング・コモンズ、Learning Commons）が必要です。本学では、これまで学生たちの自習室は指導教員が所属する医局※や研究室から遠く離れた場所にあり、指導教員があまり足を運べないという不都合がありました。第六学年は医学部学士課程の総まとめであり、本学の最重要課題は教育の質の向上と教育の成果としての医師国家試験の成績を高い水準に維持することであります。

山下公一理事長はかねてからの理念であった「スチューデント・ドクター医局」を設置され、平成二十二（二〇一〇）年十月よりラーニング・コモンズとしての学生たちの学習がスタートしました。山下理事長はスチューデント・ドクター医局の設置にあたり、「ＰＢＬ（問題基盤型学習）の導入以来、自主学習が強調される中で、必須の事項について他の能率の良い種々の学習方法を含めて、学生にスチューデント・ドクターというイメージを持たせつつ指導していただきたいと思っております。このたび、病院本館五階の全フロアを改装して、高学年の学生専用の二十四時間使用可能で、教員が日常足を運んで指導を密にすることができるようにと考え『スチューデント・ドクター医局』を設置しました。学生と教員、学生同士の意見交流、情報交換の場ならびに豊かな学習の場となる『医局』というものの特性を十分に生かして、ぜひ国家試験対策をはじめ、学生の学習に有効に使用していただきたい」と述べておられます（金沢医科大学報、平成二十二年十一月、第一四四号）。

この医局は一二〇名を収容可能な大きな部屋二室を含む四室からなり、学生には各個人専用の机とロッカー、インターネット用の接続環境が与えられ、同じフロアにはグループ学習室、指導教員室、国試対策室、事務室、ラウンジが配置されています。第六学年の学生はスチューデント・ドクター医局を本拠地として、病院でのＣＣＳや集中講義に赴きます。「教えることは二度学ぶことである」との考えの下、学生自身が自ら学びとる自己学習を行い、グループ学習では学生同士でディスカッションを行い実力を磨きます。また、クリニカル・シミュレーション・センター（模型や最新型シミュレータ、視聴覚教材などを揃えた施設）で臨床技術を磨きます。各科の指導教員は決められた時間に常駐し、テーマを決めたミニレクチャーを行います。

スチューデント・ドクター医局での教員と学生との共同作業、学生同士の教え合う、学び合う支援学習を通して、学生一人ひとりおよび学年全体の能力が高まり、第六学年全員が卒業時に到達すべき目標を達成できることを目指した本学独自の教育の実践です。

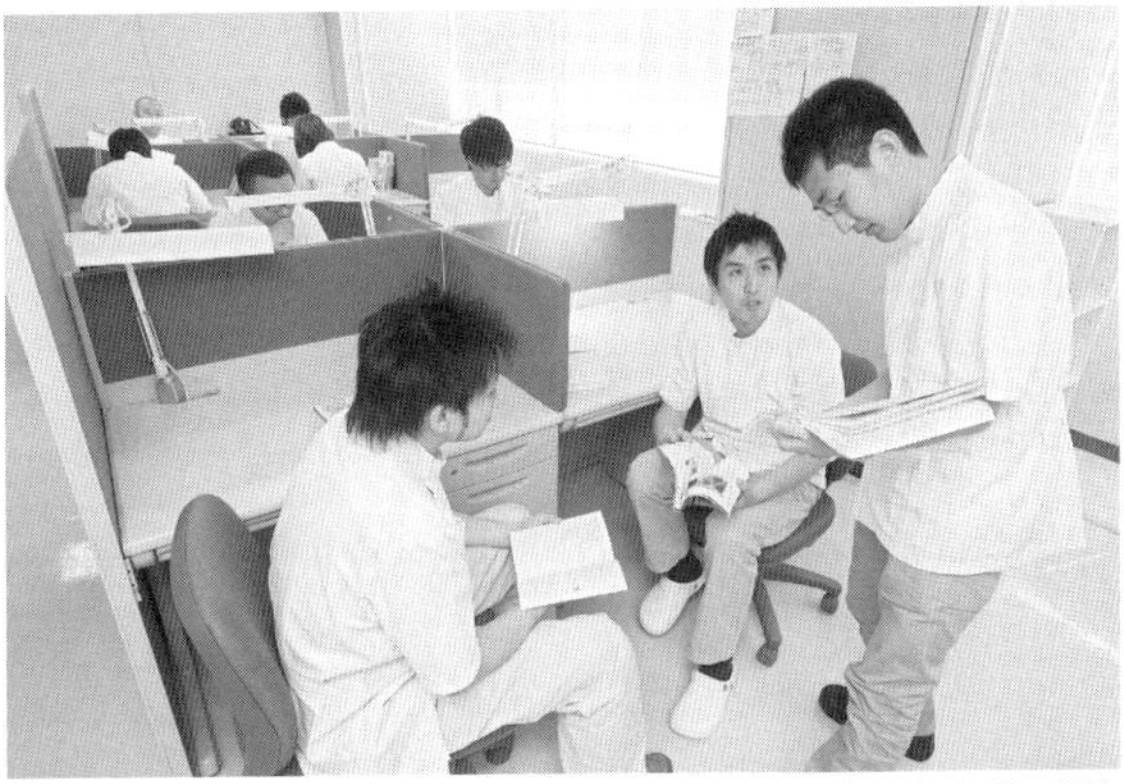
2010年当時のスチューデント・ドクター医局（病院本館五階）

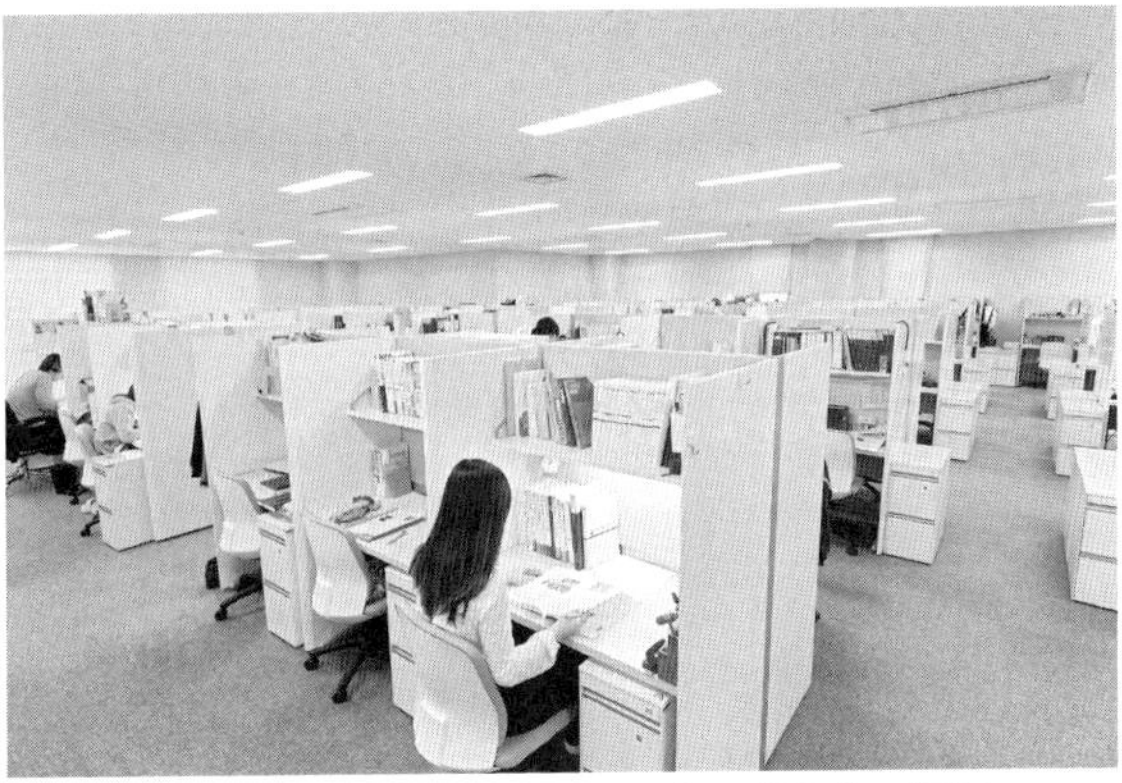
2014年に新しくなったスチューデント・ドクター医局
（医学教育棟五階）

なおスチューデント・ドクター医局は、現在進行している大学グランドデザイン第一次五カ年計画で新築される医学教育棟に収容される予定で、完成後、現在の病院本館五階から移転することになります。一層充実したスチューデント・ドクター医局になるものと期待しています。また、第五学年のスチューデント・ドクター学習室も医学教育棟に設置される予定になっております。

※医局

大学の医局とは大学の講座（教室、診療科）ごとの教授を中心とする組織で、教員、医員、大学院生、研修医を主な構成員とする。医局は大学と大学病院における教育、診療、研究、人事を担っている。また、構成員の人的交流、情報交換が活発に行われ、研修医や若い医師の成長の場としての重要な役割を担っている。さらに、医局は関連病院への医師の派遣先として地域医療に大きく貢献している。

学び続ける力

（2015年、金沢医大後援会橘会ニュース　No.44・抄）

医師国家試験が資格認定試験から競争試験へと変わって久しいですが、医学部入学定員の増加、医科大学の新設、外国人受験生の増加等により、今後ますます厳しくなるものと予想されております。学生諸君には国試合格というゴールを目指して、「やればできる、必ずできる」と信じて努力してほしいと強く思っております。

本学の建学の理念である「良医の育成」において重要なことは明確な教育理念を基にした教育目標を持つことであり、本学の教育目標は、医師となるにふさわしい人間的ならびに学術的、職業的基礎をつくり、医師国家試験に合格できる学力と臨床力を習得することであります。良医の育成と高い国試合格率を両立させるためには、六年間の学部教育の中で学生たちが各学年で学んだことを積み重ね、それを土台にして学年が進むにしたがって賢く成長しなければなりません。

これからの国試はますます厳しくなると申しましたが、国試はコツコツと学び続ければ必ず合格できる試験です。国試に合格するために最も重要なことは「学び続ける」ことです。「学び続ける」ことこそが、国試合格につながる王道です。六年間、学び続けるためには体力・精神力のたくましさ（タフさ、toughness）と精神力のしなやかさ（レジリエンス、resilience）が求められます。レジリエンスとは、困難や失敗、強いストレスに直面したときにしなやかに適応する精神力であり、柔軟性を備えた強靭さ、打たれ強さです。タフさやしなやかさは多様な経験の中で培われます。

異なる考え方や発想、価値観とぶつかり合い、論じ合うコミュニケーションの中で精神的なタフさやしなやかさを鍛えていくことができます。今年度から第一学年の初年次教育に「良き医療人に必要な自立と自律の獲得」のために、一、豊かな人間性と多様な考え方、二、主体性と自己管理能力、三、コミュニケーション能力、四、論理的・科学的思考能力と文章批判力、五、知的好奇心と自己開発への意欲、を身に付けるために「大学基礎セミナー」「アカデミック・スキルズ」「クリティカル・シンキング」の三位一体の教育プログラムがスタートしました。本プログラムによって初年次から知的なタフさ、しなやかさも身に付くことを期待しております。そして、本プログラムを含む初年次教育が第二学年以降の基礎医学、臨床医学そして臨床実習を「学び続ける力」の土台となり、「タフさ、しなやかさ」を持った金沢医科大学生として成長してほしいと願っております。

本学の将来を担うのは本学の卒業生自身である。このことを充分念頭に置いて卒前教育にあたっていきたいと思いますが、学生たちも学生の本分は「学ぶこと」であることを自覚して日々勉学に励んでくれることを期待しております。本学において、教員の「教育力」と学生の「学び続ける力」が掛け合わさって、学生たちが鍛えられ、磨かれて成長し、学生一人ひとりの潜在的能力が最大限に引き出され、学生たちの夢が実現することを心から願っております。

建学の精神を具現化するための多様で特色ある医学教育の展開

本項は資料をもとに新たに執筆したものである

本学の建学の精神「人間性豊かな良医の育成」を実現するためには、多様で特色ある教育が求められます。そして、教師が情熱と愛情を持って学生一人ひとりを大切に育てる「学生中心の教育」を行い、「個々の学生の能力開発」と「教育の質の向上」に努めなければなりません。

生来、若者には高い能力が備わっています。自分には高い能力があると自覚している学生は自立して、能動的・積極的に学んでいきます。したがって、教師は学生たちに「自分には高い能力がある」と気付かせる教育を行うことが重要です。一方、備わっている能力をいまだ十分に発揮できない学生には、きめ細かい学習指導が大切となります。

学生一人ひとりの多様な個性・能力を最大限に伸ばす本学独自の教育を推進したいと考え、竹越 襄理事長にお願いして、新たに次の三つの教育改革事業、1. 教育学習支援センターの設置、2. スチューデント・リサーチャー・プログラムの導入、3. 教育改善プログラム支援制度をスタートさせました。

本教育改革事業によって、これまで本学の教育で不充分かつ、見過ごされてきたことを改善し、学生の勉学意欲に応え得る新しい教育システムを構築し、学生一人ひとりが目標を持って勉学することができる教育を目指してきました。そして、学生一人ひとりの能力を最大限に引き出し、学生たちが「自信と誇り」を持って、人間として、医療人として社会に羽ばたいていける大学を創りたいと考えております。

1．教育学習支援センターの設置

私が平成二十二（二〇一〇）年九月に学長を引き継いだ最初の医師国家試験（第百五回）の新卒者の合格率は八二・五パーセントで、前年の八一・一パーセントより少し良くなりました。次の平成二十四（二〇一二）年春の第百六回医師国家試験では、新卒者の合格率は九三パーセントとさらに良くなり、本学の国家試験対策は順調に機能していると思いました。当時の第六学年は、平成二十二年十月に設置された学生専用のスチューデント・ドクター医局で教員による指導と学生同士の教え合い、学び合う支援学習で勉学に励んでおりました。

しかし、平成二十五（二〇一三）年春の第百七回医師国家試験では新卒者の合格率は七四パーセントと散々な結果になってしまいました（図10）。国家試験対策を抜本的に見直し、学生たちの学びの姿勢を変えることが必要であると強く感じ、いろいろと情報を集め対策を考えました。当時、本学は金沢工業大学と医工連携による教育研究協力協定を締結しておりました。金沢工業大学は「教育付加価値日本一」を目指して優れた取り組みをしており、その評価は全国の大学の学長による評価で、「教育分野」において八年連続（二〇〇六年~二〇一三年）日本一というものでした（大学ランキング、朝日新聞出版）。同大の石川憲一学長にお願いして、学生一人ひとりの習熟度に応じた個別指導の場である「工学基礎教育センター」の見学をはじめ、「教育付加価値日本一」を目指すいろいろな施策を学ぶ機会を得ました。金沢工業大学の教育の卓越性をじかに感じ、竹越理事長にお願いして、学生の自律的な学習態度を育成し、学力の向上を目指すための支援組織として「金沢医科大学教育学習支援センター」を平成二十五年六月に設置していただきました。堤　幹宏教授（肝胆膵内科）にセンター長をお願いし、センター長のもと、本学卒業生を中心とした若手教員による個別・グループ学習指導、支援体制を強化させ、きめ細かい、早め早めの対策が精力的に行われるようになりました。スチューデント・ドクター医局での自律的学習と学生同士の支援学習、そして「教育学習支援センター」での学習によって、第六学年の学生一人ひとりおよび学年全体の学力向上を図る教育がスタートしました。

　教育学習支援センターの当面の対象の主体は第六学年の学生ですが、徐々に第一学年から第五学年の学生の支援にも力を注ぎたいと考え、一般教育機構や基礎医学の教室で個人指導に優れた実績を持つ教員に支援センターのスタッフをお願いしております。正課の授業との密な連携により、学習支援を必要とする学生に確実に提供できる体制を作りたいと考えております。

　平成二十六（二〇一四）年春の第百八回医師国家試験では、新卒者の合格率が九五・二

図10　医師国家試験成績（新卒者合格率）の推移

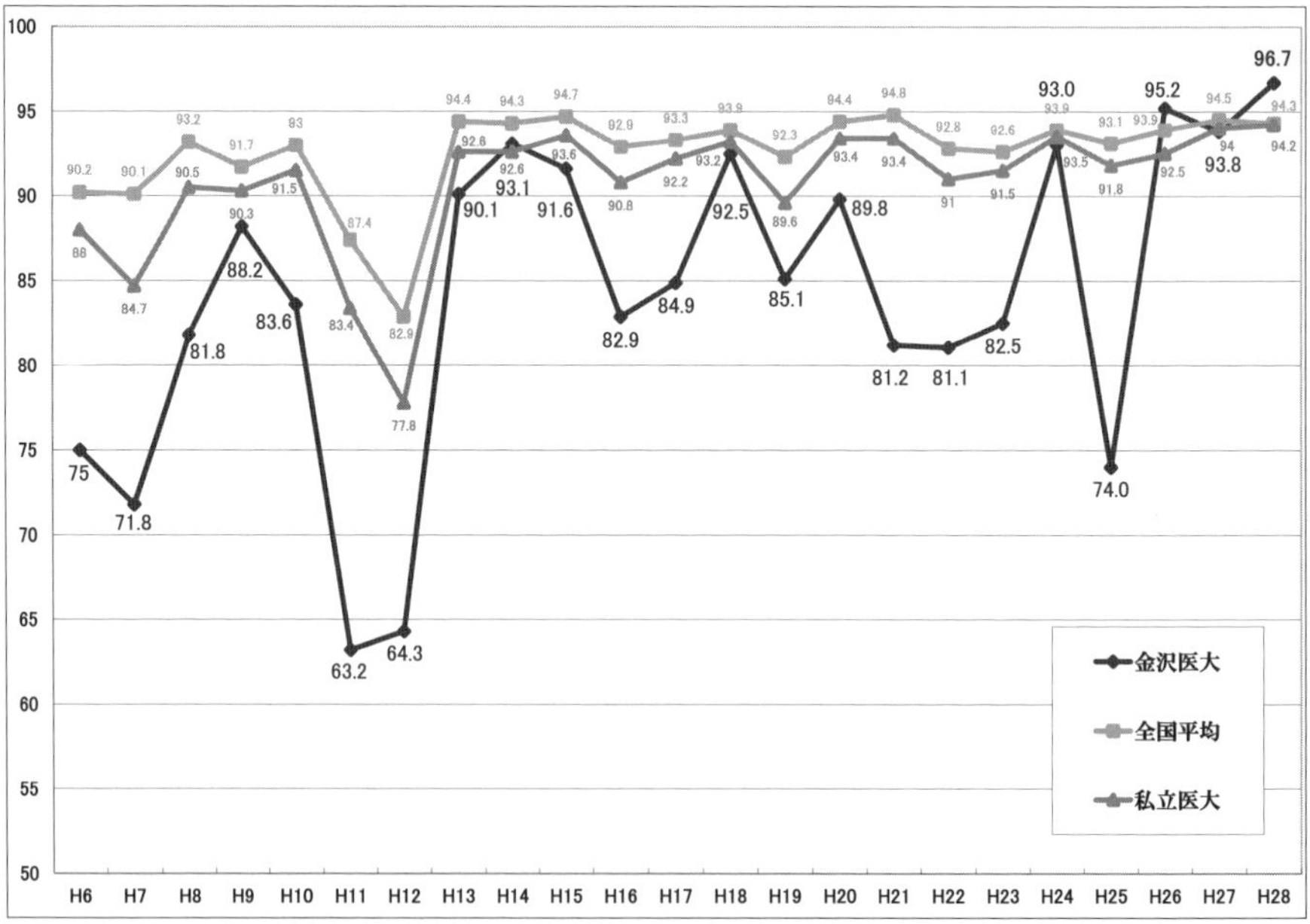

パーセントと過去最高の合格率で、既卒者と合わせた合格者数も一一九名と全国最多となり、V字回復を果たすことができました（図10）。第百九回および第百十回医師国家試験においても新卒者の合格率九三・八パーセント、九六・七パーセントの成績でした。これからも医師国家試験合格率が高い水準に維持されることを願っております。

2. スチューデント・リサーチャー・プログラムの導入

医師には常にリサーチ・マインドを持ち、科学的に病気・病人を解析する科学者としての素養が求められます。そして医学生には早い時期から自分の力で課題を発見し、自己学習によって課題を解決する能力を身に付けることが大切です。とくに医学研究に参加することは「研究を通じた教育」として意義が大きいと考えております。

本学には、これまで少数ですが学生たちが自主的に一般教育機構や基礎医学の教室で実験・研究に参加してきた実績があります。研究に興味を持った学生が教員の指導を受け、研究を行うことは学生たちにとって貴重な体験であるとともに自信となり、将来も高い志を持って勉学に励む力となります。また、教員が学生たちに研究者としての姿を見せ、優れた創造的研究成果を国内・外に発信することは学生たちに「誇り」を与えることになります。

医学教育の分野別認証評価においても、学生に対して卒前教育の時から研究マインドの醸成をはかるような取り組みをしているか確認することになっており、本学においても平成二十七年度からスチューデント・リサーチャー・プログラムを導入することにしました。本プログラムは「医学部学生のリサーチ・マインドの涵養」を目的として、学生が希望する研究室にスチューデント・リサーチャーとして所属し、実験や研究に参加することや、学会参加等の活動の場を提供する教室を支援する制度です。

本プログラムの概要は次の通りです。採択件数は五件程度、金額は一件あたり三十万円程度とする。受け入れ学生の学会参加に係る交通費、宿泊費、学会参加費については、一人一回五万円を限度として別途配布する。予算は学長裁量経費である教育改革推進事業費を充てる。

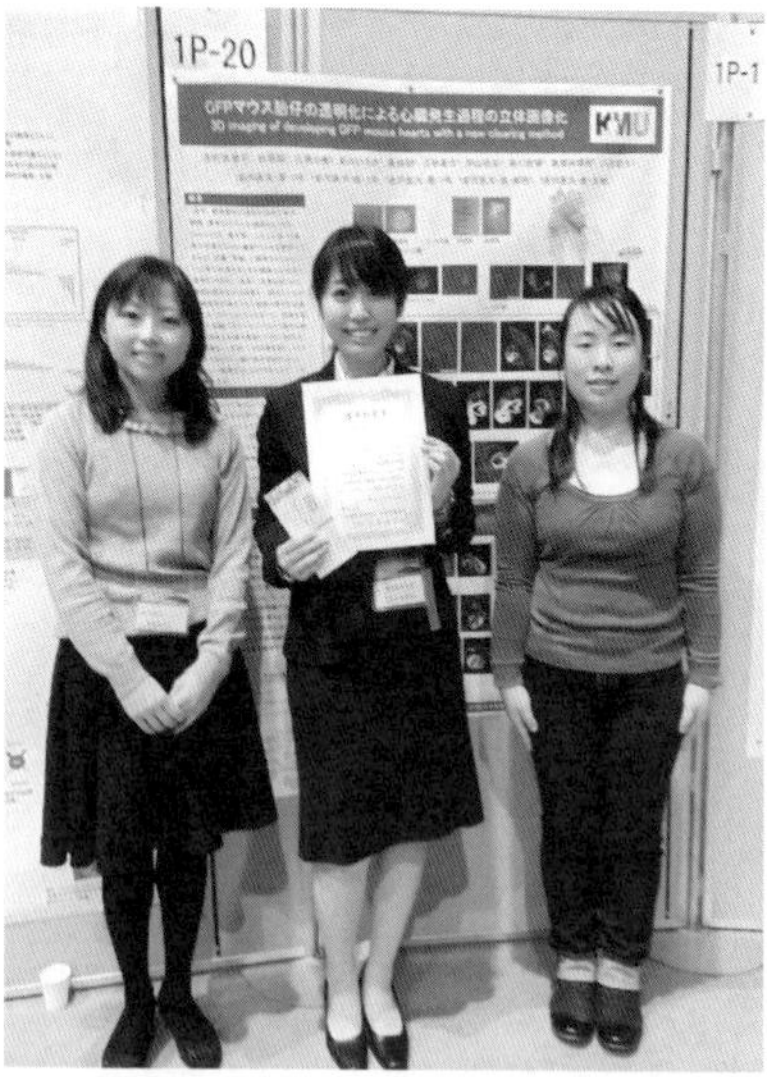

日本解剖学会総会で「優秀発表賞」受賞。第５学年仲島百合子さん（左）、第３学年吉村衣里子さん（中央）、第１学年三浦公実さん（右）

初年度である平成二十七年度に採択された研究プログラムは、表1の通りです。

解剖学Ⅰの八田稔久教授の下でスチューデント・リサーチャーとして研究に参加した学生たちは平成二十八（二〇一六）年三月二十八日〜三十日開催の第百二十一回日本解剖学会総会で研究成果をポスター発表し、「優秀発表賞」を受賞しました。

本プログラムは平成二十八年度も継続して実施されており、五件採択されています。本プログラムを契機に学生が研究の「楽しさやわくわく感、達成感」を味わい、自信と力をつけ、研究への好奇心の芽を育て、一人でも多くの研究マインドを持った臨床医や研究者が育つことを願っています。

3. 教育改善プログラム支援制度

本支援制度は本学で行われる教育の質的向上を目指す取り組みや、新たな教育プログラムの開発を支援することにより、本学の教育改革を推進することを目的として実施するものです。募集するプログラムは本学の教育現場において実践され、成果を得られるような「教育内容の質的改善」や「新たな教育プログラムの導入・実施」などの取り組みとします。

応募資格は学部、一般教育機構、あるいは学部横断的な複数の教職員で構成されたグループとし、学内教員からの提案型の教育プログラムとしています。本支援制度の実施により、教育の活性化と共に教育の改善・改革が進むことが期待できます。

本支援制度の概要は次の通りです。採択件数は十件程度、金額は一件あたり五十万円以内とする。予算は学長裁量経費である教育改革推進事業費を充てる。

初年度である平成二十七年度は、一般教育機構一件、医学部四件、看護学部二件の計七件が選定されました（表2）。これらのプログラムは教育現場で実践され、教育内容の質的改善などの取り組みとして一定の成果が得られています。また本支援制度は平成二十八年度（採択件数十一件）も継続して実施されています。

「魅力ある大学創り」のカギは学生を育てる教育力にあります。1～3の教育改革事業によって、教員の「教育力」と学生の「学習意欲」が高まり、学生一人ひとりが鍛えられ、磨かれて成長していくことを期待しています。

表1　平成27年度スチューデント・リサーチャー・プログラム

指導者	研究プログラム名	受入学生
医学教育学 堀　有行　教授	小・中学生における BLS 教育の現状と可能性に関する研究	第1学年　2名 第3学年　1名 第5学年　1名
解剖学Ⅰ 八田　稔久　教授	母－胎児間シグナル・リレーによる胎児発生調節機構とその破綻に関する研究	第2学年　1名 第3学年　1名 第5学年　1名
臨床病理学 野島　孝之　教授	肺大細胞癌と多形癌：分子標的治療に対応した免疫組織化学的再分類	第5学年　1名
	肺腺癌における HER ファミリー蛋白発現と臨床病理学特徴	第3学年　1名 第4学年　1名
精神神経科学 川﨑　康弘　教授	嗅覚と気分・認知機能の関連についての臨床研究	第3学年　3名

表2　平成27年度教育改善プログラム

学部・所属	代表者	事業計画
医学部 医学教育学	高村 昭輝 講師	Student Assistant制度の運用導入
医学部 解剖学Ⅰ	島田 ひろき 講師	組織学総合試験パッケージシステムの開発 ～金沢医科大学オリジナル e-Learning システムの基本設計～
医学部 精神神経科学	川﨑 康弘 教授	認知症の国家戦略に基づいた高齢者医療教育の実践
医学部 総合内科学	赤澤 純代 准教授	「輝く女性医療人育成プログラム」構築のための課題の探索および具現化策の検討～勤務医・医学生の現状把握、意見・要望の収集から、学習プログラム作成をめざす～
一般教育機構 人文科学	本田 康二郎 講師	教養での学びを駆使して科学するプログラムの開発
看護学部 精神看護学	長山 豊 講師	コンコーダンスを活用した学生との相互対話型教育プログラムの開発
看護学部 母性看護学	柳原 真知子 教授	クリッカーを用いた参加型授業のコースデザインの作成と模擬授業による評価

〔学外メディア掲載記事〕

日曜インタビュー〈金沢医科大学長　勝田 省吾氏〉
医師国家試験で躍進

（2012年4月8日、北國新聞　朝刊）

今春の医師国家試験で、既卒者も含め全国トップとなる一二七人の合格者を出し、合格率は九〇・一パーセントと開学以来最高となった。

「最下位グループの常連」といわれた、かつての汚名を返上する躍進ぶりに、卒業生や保護者から激励、祝福のメールが相次いだ。中でも印象的だったのは「在学生も卒業生も誇りを持って医学の道を進んでいくことができます」との言葉だという。

「国試の結果は、良くも悪くも大学の評価に直結する。それがこの一文に凝縮されている気がします」

数字の重みをあらためて感じるのは、二年前の学長就任時から国試の成績アップを最重要課題に位置付け、取り組みを進めてきたからだ。

まずは国試担当の副学長を任命し、国試対策委員会を七年ぶりに復活した。教務部を新設し、医学部教育の見直しを進めた。第六学年と教員、研修医の接点を増やす「スチューデント・ドクター医局」を設置し、濃密なコミュニケーションを通して知識を深める環境を整備した。

「歯車がかみ合ってきたなと感じたのは、学生が自主的に勉強会を開いているのを知ったとき。教え合うことで学年全体が自然とレベルアップし、みんなで合格しようというい い雰囲気が生まれた」

普段は穏やかな口調も、このときばかりはぐっと熱を帯びる。改革が早くも実を結んだ喜びはひとしおのようだ。

良医になる通過点

一方、私立医大の徹底的な国試対策を冷めた目でみる向きもある。受験者を絞って合格率を上げたり、国試突破に特化した「予備校化」を懸念する声もよく耳にする。このあたりはどうなのか。

受験者の選別については「うちはそういうことはしないようにと言っている。学生のやる気をそぐようなことはしたくない」ときっぱり。予備校化の懸念には「その指摘はごもっとも。国試の合格は医師の必須条件ですが、患者に評価される良医になるための通過点でしかない」と率直に受け止める。

医師は知識だけでは通用せず、一朝一夕には育たない。難しいことながら、医師の人格を育てるのが大学の最も重要な役割だと心得ている。

重視するのは、地域医療の現場を体験する実習である。指定管理者として運営する氷見市民病院や、公立穴水総合病院に開設した能登北部地域医療研究所に学生を派遣し、コミュニケーション能力や人間性を養う機会を積極的に設けている。とりわけ過疎地での実習は、地域にとって医療が欠かせぬ生活基盤であることを学ぶ格好の場である。

教育は母校に負けず

今回の国試は金大医学部の合格率を初めて上回ったことでも関心を集めた。金大は自身の母校であり、意識しないといえばウソになろう。

「いえいえ。対抗意識とかはないし、注目してもらえるのも金大の存在があってこそ。『教育の金沢医科大学』を標榜しているので、なんとか教育面では負けないようにという思いはありますが…」

国試の躍進ばかりではない。今春は医学部一般入試の志願者数が過去最多の二、四二七人に上り、附属の金沢医科大病院に赴任した研修医は前年の倍の三六人となった。これらの数字からも改革は軌道に乗ったようにみえる。

「開学以来の積み重ねをどう花開かせ、維持していくか。卒業生が本当の『良医』として活躍できるか。本当の評価はこれから。喜ぶのはもう終わりです」

折しも今年は大学創立四十年の節目。この勢いを持続するために、次の布石を練っているふうである。

（文：藤本典子）

第四章　研究について

研究の一層の発展を願う

（2015年7月18日、金沢医科大学医学会四十周年記念式典挨拶）

記念式典にあたり、ご挨拶を申し上げます。金沢医科大学医学会創立四十周年記念式典を竹越 襄理事長をはじめ、ご来賓のご臨席のもとで開催できますことは、本学にとって大変めでたく、心から慶びとするところであります。今日に至るまで本医学会の発展にご尽力いただいた関係者の皆さまに感謝と敬意を表したいと思います。また、大変お忙しい中、特別講演をお引き受けいただきました、大阪大学大学院医学系研究科長・医学部長の澤 芳樹先生に心よりお礼申し上げます。

過去の記録も参考にして少し本医学会の足跡をたどってみたいと思います。本学は昭和四十七（一九七二）年に開学いたしました。病院開設を経て、教育研究陣がほぼ整った昭和五十（一九七五）年六月に研究の活性化を目的として、「金沢医科大学医学会」が発足し、同時に第一回の学術集会が開催されました。記録によれば、参加者も多く、活発な討論が行われ、新しい研究集団の誕生にふさわしい雰囲気であったと記されております。さらに、その成果を広く世に問うために、翌年の昭和五十一（一九七六）年三月に機関誌として「金沢医科大学雑誌」第一巻第一号が発刊されました。創刊号の発行までの足取りは難渋を極め、新しいものを作るということの難しさを編集委員一同痛感した、と記されております（金沢医科大学十年史）。あらためて、これまでの関係者の並々ならぬご努力に心から敬意を表したいと思います。学術集会は最初の十年間は年二回開催されていましたが、昭和六十（一九八五）年から年一回の開催となりました。そういう歴史がございまして、本日は第四十一回医学会総会、第五十一回学術集会を開催させていただいたところでございます。

今日まで、本医学会は本学の学術・研究の進歩・発展に大きな役割を果たしてきました。この四十周年は過去を振り返り、未来の方向性を見定める良い機会のように思います。研究の世界は日進月歩であり、これからも時代のニーズにあった研究への取り組みが一層重要であり、四十周年という節目を契機として、金沢医科大学医学会が次の十年後の評価を十分意識して一段と飛躍するよう努めていかなければならないと考えております。

私共の大学は私立医科大学ということもあって、とくに、教育・診療が重要であることは申すまでもありませんが、学術研究機関としての地位も高める必要があります。歴代の理事長先生も研究活性化のために、本学独自の研究助成制度を積極的に設けて、研究支援をしてこられました。竹越理事長に一億円用意していただき、平成二十四（二〇一二）年一月からスタートした金沢医科大学研究推進事業が昨年十二月末で三年間の研究期間を終えました。成果を検証しておりますが現時点で in press も含めて四十三編公表されております。最終的には多くの英文論文が作られるものと期待しております。

本医学会もこれまで研究の推進・活性化のために研究助成を行っております。平成七（一九九五）年の二十周年記念事業として、若手研究者の育成を目的に、医学会論文表彰が創設されました。また、平成二十三年度からすべての会員を対象として、「金沢医科大学英文論文奨励金」制度がスタートしております。そして今回、医学会四十周年を記念して新たに医学会賞を創設することになりました。後ほど、飯塚秀明本記念事業実行委員長から発表されると思いますが、近い将来、本学研究者の論文が世界最高峰の科学雑誌に掲載され、研究成果が世界に発信されるものと確信しております。

大学の研究レベルと総合評価の重要な指標である科研費は最近増加しており、とくに平成二十五年度と二十六年度は二億円を越えることができました。平成二十七年度は二億円台を維持することはできませんでしたが、来年度は皆さま方のさらなるご努力によって二億円台に回復することを願っております。

大学にとって、研究成果の活用、社会への還元は重要な責務であり、産学官連携も推進しております。近年、発明件数も順調に増加し、研究成果の事業化による社会貢献も進んできております。

ご存知の通り、平成二十六（二〇一四）年四月一日より、特定機能病院の承認要件に新たに病院所属の医師等が筆頭著者として発表した英語論文数が年間七十編以上という要件が課せられました。本学大学病院の特定機能病院承認は大学全体の課題として真剣に取り組まねばなりません。会員の皆さまのご協力を強くお願いいたします。

最後に金沢医科大学医学会のますますの発展、サイエンスを楽しむ若い研究者が多く育ってくれることを心より願って、ご挨拶とさせていただきます。本日は誠にありがとうございます。

先端医療を拓く

（2011年3月5日、金沢医科大学―金沢工業大学　第二回医工連携フォーラム開会挨拶）

金沢医科大学を代表して一言ご挨拶を申し上げます。

本日は、金沢医科大学と金沢工業大学の医工連携フォーラムに金沢工業大学石川憲一学長をはじめ多くの方に出席していただき誠にありがとうございます。また、経済産業省加藤二子さまにはご多用の中、本フォーラムの基調講演においでいただき心よりお礼申し上げます。

私共の大学と金沢工業大学はかなり以前より共同研究をはじめ、いろいろとお付き合いをさせていただいておりましたが、平成二十（二〇〇八）年三月に正式に医工連携による教育研究協力協定を結びました。この協定は両大学の連携により、それぞれの大学が持つ強みを生かした教育研究を推進するとともに、安心・安全・健康な社会作りを担う人材育成を目的としております。今日の医学の進歩を支える技術の基盤となる医療機器や治療機器の開発などは、産学官連携のもとで推進されてきたという歴史があり、これからの先端医療を拓くために医工連携はますます重要になると思われます。

金沢医科大学と金沢工業大学はこの協定によって、教育・研究の連携が強化され、両大学の取り組み、「金沢医科大学と金沢工業大学による教育研究協力を通じた有機的な医工連携」が平成二十年度文部科学省の戦略的大学連携支援事業に選定されました。そして、この支援事業によって両大学の教育・研究面での連携が深まり、これまでに多くの成果を挙げてきました。

昨年、この時期に金沢工業大学で最初の医工連携フォーラムが開催され、研究成果や医工連携への提案が発表されました。私も参加させていただきましたが、私共の大学の研究に金沢工業大学の先生方のアイデア、方法・技術が加わると大変素晴らしい成果が生まれるということを実感しました。同時に、この医工連携に明るい未来も感じました。

現在、両大学で二十一件の共同研究が進行中であると聞いておりますが、本日の医工連携フォーラムでは、ご案内のように金沢工業大学から三件、金沢医科大学から一件について各先生による研究成果報告があり、また、教育連携報告と連携提案もなされることになっています。多くの成果を期待しております。基調講演では、加藤さまから、「技術戦略マップから医療の将来をみる」という未来社会の医療について、夢のあるお話をしていただけるのではないかと楽しみにしております。

このように大変盛りだくさんで内容の充実した医工連携フォーラムを企画できましたことに対して、両大学の関係者に心から感謝いたします。

私共、両大学の医工連携が今後、ますます発展し、人々が実感できる成果を生み、活力に満ちた豊かな社会の実現に貢献できることを祈念いたしまして、開会の挨拶といたします。

basic and clinical work being done in this field. In this way, it is our great hope that research in this field will be further developed by our mutual stimulation and that this will eventually lead to the development of more effective therapies for patients with various malignancies. We are also confident that this will contribute to the education and encouragement of young researchers in this field, who in turn will have the role of educating subsequent generations as well.

We also hope that by holding this and other such meetings our relationship will be further strengthened, and together with the development of our two institutions we will be able to make a contribution to global health. Especially since the topic this time, gastrointestinal malignancy, is very prevalent in our two countries, and for this reason clinical awareness and therapy have been highly developed, this makes it possible for our joint experience to be of particular value to our colleagues in western and other countries.

Lastly, I would like to thank everyone present today for making the time to participate in this meeting and especially our colleagues from China. We hope to have a frank discussion, and I would like to encourage everyone to take part actively, and comment and ask questions freely. In this way, I hope that everyone will derive the greatest advantage from this opportunity and profit from this experience.

Thank you for listening to my words of welcome, and I hope again that everyone will enjoy and profit from this meeting.

Opening Address at the 5th Joint Scientific Meeting between Tongji Medical College and Kanazawa Medical University May 13, 2014

On this happy occasion of the joint scientific meeting held by Tongji Medical College and Kanazawa Medical University (KMU), I in my capacity as president of KMU would like to offer a few words of greeting and welcome.

We are very proud and happy to welcome Vice-dean An, who is making his first visit to our school, and five other distinguished visitors from Tongji Medical College at what is our fifth such meeting. We all believe that such international cooperative sessions are of great value in promoting medical and other progress.

Our sister relationship with Tongji Medical College has now lasted for 29 fruitful years, and the various collaborative efforts between our two universities in education, research, and observation of clinical work, have resulted in our establishing a trusting and friendly partnership. These meetings themselves have been held since 2010. The first such joint meeting was held at KMU and focused on Renal Transplantation. The second meeting held at Wuhan focused on Aging and Neurological Disease. Some subsequent themes have been Infection and Immunity, as well as Obesity and Diabetes Mellitus. All of these extremely important and timely topics were explored in depth to our mutual benefit.

The theme this time is the Treatment of Gastrointestinal Cancer, regarding which five presenters will discuss the latest

重症心不全の治療戦略

（２０１５年3月13日、橋渡し研究推進シンポジウムin内灘二〇一五開会挨拶）

主催者を代表して、一言ご挨拶を述べさせていただきます。本日はご多忙のところ「橋渡し研究推進シンポジウム in 内灘二〇一五」にご参加くださり、誠にありがとうございます。

本シンポジウムは、「重症心不全患者に対する治療戦略、新規治療の課題と展望」をテーマとしています。副題に示していますが、「心臓サポートトネット」という新しい医療機器の開発にフォーカスを当て、再生医療も視野に入れながら、重症心不全患者に対する治療戦略を展望することを目指しております。医療機器開発に関する報告という点で、大学の研究者および「ものづくり企業」の研究開発担当者の皆さまには参考にしていただけるかと思いますし、また、医療機関に所属する臨床試験コーディネーター、あるいは、市民の皆さまにも、重症心不全治療に関する最新の情報を提供するということも本シンポジウムの趣旨であります。

さて、本シンポジウムは「橋渡し研究推進シンポジウム」と銘打っています。患者さんを画期的な治療法で病気の苦しみから解放するためには、いったん、患者さんから離れて、大学の研究室で基礎的な研究を行うことが大事であり、“from bench to bedside”という言葉を聞いておられると思いますが、この概念を具現化する研究がいわゆるトランスレーショナルリサーチ、「橋渡し研究」となります。今回のテーマである心臓サポートトネットの開発では、金沢工業大学・工学部の山部 昌教授のシミュレーションがまさに基礎を築いてくださっているわけです。本日、山部先生には基調講演として、その基礎の部分についてご講演いただきます。

この基礎があって、今、ようやく心臓サポートネットによる治療法が実現しようとしています。その開発状況について、本研究課題の代表者である本学の秋田利明教授が報告することになっております。

招待講演については三名の先生にお願いしてございます。最初に、東京大学の久田俊明教授から新しい治療法の開発における、安全性の検証という観点から、スーパーコンピューターを活用した「心不全患者の心臓シミュレーション」についてご講演いただけると伺っています。

射水市民病院病院長の麻野井英次先生から「重症心不全患者の呼吸安定性と遠隔モニタリングシステム」と題してご講演いただきます。心臓サポートネットを装着した場合における、術後呼吸等の管理について、先端的な取り組みについてお話しいただくことになっております。

また、国立成育医療研究センター再生医療センター長の梅澤明弘先生から「再生医療の現状と臓器再生」についてご講演いただきます。昨今、大変注目を集めております移植用の組織や臓器を作製しようとする再生医療の現状についてご講演いただけるものと思います。

最後のパネルディスカッションでは、重症心不全患者に対する治療戦略、課題と展望について、ご来場の皆さんと共に議論したいと思います。

さて、最後になりましたが、今回のシンポジウムで取り上げる心臓サポートネットの開発は文部科学省橋渡し研究加速ネットワークプログラムに採択され、文部科学省のご支援によって進めており、また、本事業の拠点である名古屋大学および名古屋大学が事務局を務める中部先端医療開発円環コンソーシアムから多大なご支援を受けていることを皆さまにお知らせいたします。

本研究課題は、平成二十七年度も引き続き採択されております。本研究によって重症心不全患者さんに対する新たな治療法が確立されることを願って、私の開会の挨拶とさせていただきます。本日はどうぞよろしくお願いいたします。

第五章　年々歳々――折にふれてのメッセージ

医科大学の使命を果たす

（2012年10月27日、金沢医科大学創立四十周年記念祝賀会挨拶）

記念祝賀会にあたり、一言ご挨拶を申し上げます。

金沢医科大学創立四十周年記念祝賀会を文部科学省高等教育局私学部長小松親次郎さま、元内閣総理大臣で本学顧問の森 喜朗先生、日本私立医科大学協会会長小川秀興先生をはじめ、各界各地域から、かくも多くの方々のご臨席を賜り、開催できますことを大変光栄に存じます。皆さまに心から感謝とお礼を申し上げます。

先ほど、記念式典が厳粛・盛大に執り行われましたが、四十年の意義深い歴史を振り返りつつ、心に喜びをかみしめておりました。また、ご来賓の方々のご祝辞はさらなる発展を目指す本学にとって、今後の大きな励みとなる温かい言葉であり、身の引き締まる思いで決意を新たにいたしました。また、記念講演会では、お茶の水女子大学名誉教授藤原正彦先生による「日本のこれから」と題して、大変有意義なご講演をしていただきました。藤原先生にあらためて、お礼申し上げます。

本学が開学した昭和四十七（一九七二）年六月一日の第一回入学宣誓式で、大谷佐重郎初代学長は「大学も諸君も未完成であるが、共に大成するよう努力しよう。また、最初の先輩として良き学風を醸成してほしい」と述べられました。そして、第一期生たちは内灘の地で医学の道を歩み始めました。爾来、四十年、ここに至る道のりは決して平坦なものではありませんでしたが、教職員のたゆまぬ努力と学外の関係者の多大なご支援によって、幾多の困難を乗り越えて四十周年を迎えることができました。

大学がどのような大学であるかは、卒業生によって決まります。本学で学んだ医学部卒業生は

三、五〇八名に上り、医学・医療界で活躍し、社会的に高い評価を受けております。また、看護専門学校と看護学部卒業生を合わせると二、〇三三名に上り、本学病院をはじめ全国各地で活躍しております。本学および卒業生に期待するとの声を聞くたびに嬉しく、また、誇らしく思っております。建学の精神を自ら実践してこられた卒業生、情熱と愛情をもって指導にあたってこられた教職員に心より敬意を表するものであります。

教育と医療は国の根幹であり、国民の健康と福祉を担う医療人の育成は国の最重要課題の一つであります。本学はこれからも医科大学として、良き医療人を育てる教育機関、地域医療の中核として高度先進医療を担う診療機関、先端的研究成果を出す研究機関としての使命を果たさなければなりません。とくに昨今の医師不足、地域医療の崩壊は深刻な社会問題になっており、また、将来の超高齢化社会において健康で豊かな老後を約束するための総合的対策が求められております。

金沢医科大学は建学の理念に基づいて、優れた人材の育成に一層の努力をし、社会の信頼を得て社会と共に歩み、医学・医療を通して人類の健康と福祉に貢献していく所存であります。

ご臨席の皆さまにおかれましては、厳しく、かつ温かく本学の現在と将来を見守っていただきたく、そしてご指導、ご支援をお願い申し上げて、私のご挨拶とさせていただきます。本日は誠にありがとうございます。

みんなで創ろう輝く未来を

（２０１２年11月1日、「北辰同窓会金沢医科大学創立四十周年記念誌」）

金沢医科大学は創立四十周年を迎えました。

昭和四十七（一九七二）年六月一日の第一回入学宣誓式で大谷佐重郎初代学長は入学生に対し、「大学も諸君も未完成であるが、共に大成するよう努力しよう。また、最初の先輩として良き学風を醸成してほしい」と述べられました（金沢医科大学十年史より）。そして、第一期生たちはここ内灘の地で、医学の道を歩み始めました。以来四十年、本学で学んだ卒業生は三、五〇八名に上り、医学・医療界で活躍し、社会的に高い評価を受けておられます。この間の卒業生の皆さんの学生時代の思い出や卒業後の歩みは、これまで刊行された北辰同窓会報やこの記念誌の第二章、「わがクラス」に記されております。私たちは卒業生の皆さんが多くの苦難・逆境の中で、新しい金沢医科大学を目指して懸命な努力をした結果、現在の本学が存在していることを忘れてはなりません。第一期生の神田享勉先生（本学地域医療学教授）は、「卒業してもＯＢがいないという不安感が、逆に自分を駆り立てたように思う。わが一期生の生き様は、将来、母校が困難な状態になった折、役立つこともあるかもしれない」と、また、大島譲二先生（埼玉県支部長）は、「自分がミスをすればあとから来る同窓生に迷惑が掛かる。金沢医科大学の名折れになるとそればかり気にしながら夢中で頑張った。恩師から学んだことを自分の道で実践して見せることが、母校への恩返しだと思っています」と語っておられます。私はお二人の言葉は第一期生および本学草創期の卒業生の皆さんに共通した思いであり、その中に「金沢医科大学スピリット」の原点を感じます。大学がどのような大学であるかは、卒業生によって決まります。今四十周年を迎え、草創期の基礎を創られた卒業生の皆さんにあらためて心から敬意を表します。

医科大学の社会に対する主な使命は、良き医療人を育成する教育、医学・医療の発展に貢献する研究、高度先進医療と安全かつ良質な医療の提供です。最近、大学を取り巻く環境は大変厳しく、本学も多くの課題を抱えておりますが、私たちは建学の精神を失うことなく、大学に課せられた使命を果たさなければなりません。四十周年は一つの節目です。節目は樹木の単なる瘤ではなく、そこから新しい枝が伸びてきます。節目にはそれだけのエネルギーが蓄えられているからです。本学もこれまで蓄えてきたエネルギーを基に、次の節目に向かってさらに発展しなければなりません。その中心になるのが同窓会の皆さん一人ひとりです。大学と同窓会が絆を強め、密接な協力体制の下、共に本学の輝かしい未来を創っていきましょう。

本記念誌が同窓会の皆さんには、希望に満ちた青春の日々や恩師・友人たちを回想するよすがとなり、また、在学生諸君にとっては、先輩が苦難を乗り越え築き上げられた輝かしい歴史を認識し、さらに一層努力し研鑽に励むきっかけとなることを願っております。

（２０１３年、日本医事新報　炉辺閑話　№４６２８）

〔学外メディア掲載記事〕

「守破離」の精神

「守破離」という言葉に出合ったのは、「ＮＨＫあの人に会いたい」刊行委員会編、新潮文庫の中でした。もともとは室町時代に能を大成した世阿弥の言葉といわれております。落語界初の人間国宝、五代目柳家小さんが次のように言っておられます。「『守破離』という言葉がある。『守』は守る、『破』は破る、『離』は離れる。初めは師匠に教わった通りの芸を忠実にやればいい。これは『守る』こと。それができて、今度はその師匠の型を破らなくちゃいけない。これが破ること、『破』だ。今度は誰の真似でもない、自分のものをこしらえなくちゃいけない。これが離れていく。人から離れるんだから、『離』。自分だけのもの、『これは誰も真似できない自分のものだ』となるまでには、容易なことじゃない」。この言葉は私にとって忘れられぬものになりました。医学の道においても芸道をはじめ「道」の付く他の世界と同じように、初心者はまず、「守」である基本的な型を指導者から学ぶことから始まります。さらに、日々の弛みない努力によって、「破」、「離」の段階を経て自分の道を切り開き大きく成長してゆきます。

過日、連休を利用して琵琶湖を望む美しい自然に囲まれた佐川美術館を訪れました。日本を代表する芸術家である日本画家の平山郁夫氏、彫刻家の佐藤忠良氏、陶芸家の樂 吉左衞門氏の作品が展示されていました。樂氏は四百年以上続く樂家十五代で、多くの魅力的な茶碗に触れることができました。樂氏の展示場で、「守破離の精神は自分の中にそっと垂線をおろしてゆくこと」という言葉にくぎ付けにされました。思いがけぬ所で「守破離」という言葉に出合ったこともさりながら、「自分の中にそっと垂線をおろしてゆくこと」の真の意味が理解できず、今でも私自身の心から離れません。その道を極めた人の言葉であるから、容易には理解できないでしょう。しかし、私自身、医学の道を歩んできた一人として、いつか「自分の中にそっと垂線をおろしてゆく」の意味を分かりたい、と思っております。

大切な人と、美しい街を歩く

（2013年5月19日、第四回内灘ロマンチックウオーク開会挨拶）

開会にあたり、金沢医科大学を代表して一言ご挨拶を申し上げます。本日は第四回恋人の聖地・内灘ロマンチックウオークに多くの方にご参加いただき誠にありがとうございます。

私共の金沢医科大学は昭和四十七（一九七二）年内灘町に開学し、今日まで内灘町と共に歩んできました。平成十八（二〇〇六）年には内灘町と連携協定を結び「健康のまち・内灘の町作りと地域医療の充実発展」を目指しております。

このロマンチックウオークの特徴は二つありまして、一つはアカシアの咲き誇る美しい内灘の自然を満喫して歩くこと、もう一つは医師・看護師とみんなで一緒に歩くことです。また、内灘町町民ホールで、「ふれあい健康フェア・健康チェック」を行っている全国でも数少ない健康を実感できるウォーキングであります。

歩くことは人間の基本で体と心の健康を保つ原点であり、また、自然を学び、友情や思いやりの心を育み感性を豊かにします。

皆さんそれぞれ親子で、ご夫婦で、親しいお友達と、あるいはお一人でこのロマンチックウオークを楽しんでいただきたいと思います。

今後もこのロマンチックウオークが住民の皆さんの体と心の健康作りに貢献していくことを願って、開会の挨拶とさせていただきます。

黒田壽二先生の叙勲を祝う

（2013年8月5日、黒田壽二先生旭日重光章叙勲感謝の会祝辞）

黒田壽二先生、このたびは旭日重光章の叙勲を受けられまして、誠におめでとうございます。心よりお祝いを申し上げます。奥さま、泉屋利郎理事長、石川憲一学長はじめ金沢工業大学の皆さまに心よりお喜び申し上げます。

黒田先生は日本私立大学協会副会長、日本高等教育評価機構理事長、文部科学省中央教育審議会専門委員などの要職についておられ、我が国の私学の教育・研究の振興発展のみならず、我が国全体の高等教育の発展に大きく寄与されました。このたび、このご功績によって受章されましたことに、心より敬意を表したいと思います。

私がこのような立派なパーティーで黒田先生にお祝いを申し上げる機会を得ましたのは、金沢工業大学と私共の金沢医科大学の開学時からの深い結び付きのためと思っております。

金沢工業大学は北陸電波学校を母体として昭和四十（一九六五）年四月、日本海側最初の工科系私立大学として創立されました。この創立に第三代理事長の益谷秀次先生の存在が極めて大きなものであった、と伺っております。

私共の金沢医科大学は昭和四十七（一九七二）年六月、日本海側唯一の私立医科大学として設立されました。初代理事長益谷秀次先生は開学のため、日夜ご尽力されました。二つの大学の開学にあたり、益谷先生は同じように「教育の基本的理念は人間形成と人格の陶冶にあります」と述べておられます。

平成二十（二〇〇八）年三月、それぞれの大学が持つ強みを生かし、「工学を理解する医師」、「医学を理解する技術者」を育成し、安心・安全・健康な社会づくりに貢献することを目的に、医工連携による教育研究協力協定を締結いたしました。

この協定によって文部科学省の支援事業に採択され、両大学の学生間および研究者間の連携が深まり、研究者の交流では多くの共同研究が生まれ、すばらしい成果が挙がっております。これからも連携を深め、社会に貢献していきたいと考えております。

黒田先生にはますますご健勝にて我が国の教育の充実にご貢献されますこと、そして金沢工業大学のますますのご発展を祈念してお祝いの言葉とさせていただきます。本当におめでとうございます。

組織は人なり、人こそ組織の財産

（2014年5月22日、金沢医科大学教授歓送迎会挨拶）


教授歓送迎会にあたり一言ご挨拶を申し上げます。ただ今、幹事の先生からご紹介ありましたように、このたび二名の教授がこの三月で定年を迎えられ、新たに一四名の先生が教授に就任されました。

まずお元気で定年を迎えられました中川秀昭教授と竹上勉教授にお祝いとお礼を申し上げます。中川先生は本学在籍三十九年、教授職二十三年で、この間、大学院医学研究科運営委員長、医学研究科長、総合医学研究所副所長および所長などの要職を務められ、本学の創設期、成長期へと発展する過程で大きな役割を果たされました。竹上先生は在籍二十八年、教授職十三年で総合医学研究所副所長および所長を務められ、総合医学研究所の発展に貢献されました。お二人のご尽力に対して心から敬意と感謝の気持ちを表したいと思います。本当にありがとうございます。幸いお二人とも嘱託教授として本学に残られることになっております。これからも健康に留意され、今後ますますのご活躍と充実した人生を送られることを願っております。

新しく教授になられました先生方、教授ご就任おめでとうございます。あらためてお祝いを申し上げます。「組織は人なり、人こそ組織の財産」であり、本学は大きな財産を得たものと思っております。先生方には教授に選ばれた重みを充分に自覚され、プロフェッサーとして教育、診療、研究、管理、そして後進の指導と育成に存分に能力を発揮され、本学の発展の力強い牽引力となられることを心から期待しております。どうかよろしくお願いいたします。

今後、少子高齢化が進む中で大学、病院を取り巻く環境はますます厳しくなると思いますが、大学に魅力があれば学生が集い、病院に高い信頼があれば患者さんは集まります。法人、大学、病院共通の認識のもと力を合わせて、結束力、目的達成能力の高い大学として未来に向かって着実に発展することを心から願って、教授歓送迎会の挨拶とさせていただきます。

「学長と留学生との昼食会」挨拶（2014年2月18日）

Greeting Speech at the President's Luncheon with Exchange Students February 18, 2014

Good afternoon.

I am Dr. Shogo Katsuda, president of Kanazawa Medical University. First of all, I would like to thank everybody for gathering here.

I would like to welcome all of our international students and researchers from China, Vietnam, India, Indonesia, Germany, and Taiwan to this Luncheon.

It is so nice for me to have an opportunity to talk with you. I am looking forward to hearing your frank opinion.

When I was a young researcher, I studied in the United States about one year. The experience in the United States has played an important role in my life. I sincerely hope that your research work at KMU will go well and that you will enjoy the stay in Japan and deepen your understanding of Japanese culture and society.

The faculty and staff of our university are also attending this Luncheon meeting. Please enjoy the meeting together!

Thank you.

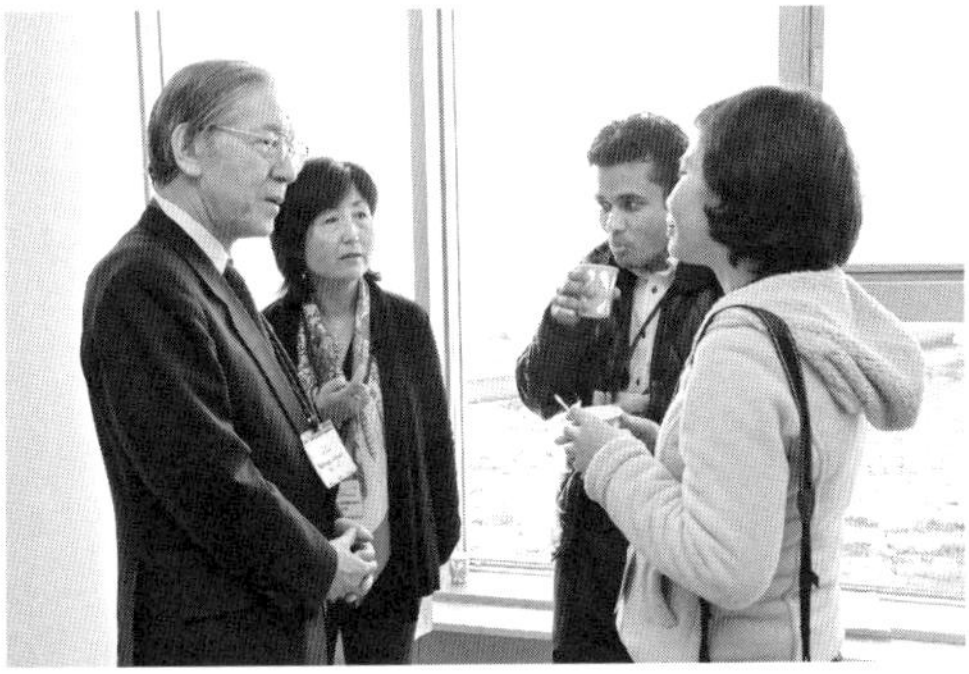

右より留学生（2名）、澁谷良穂教授、筆者

delighted to hear that this congress and our university have such strong ties.

As some of you may know, Kanazawa is a historically and culturally rich city. I hope you will have a chance to enjoy experiencing Kanazawa, as well as the banquet tonight.

Finally, I wish everyone here tonight continued success and a wonderful time at this congress.

Thank you all very much.

Welcome Speech at the Reception for the 13th Congress of the International Society of Ocular Toxicology
October 11, 2014

It is a great pleasure and an honor for me to address you on behalf of Kanazawa Medical University.

First, I would like to warmly welcome all participants, to the 13th Congress of the International Society of Ocular Toxicology here in Kanazawa.

Next, I would like to thank all participants, who have traveled here from around the world and within Japan, for helping generate new scientific ideas and international friendships.

I would also like to thank Kanazawa Medical University Professor, Hiroshi Sasaki, President and organizer of this congress, and the staff, for all their hard work preparing this event.

Clinical and basic research on ocular toxicity is crucial for improving our knowledge and care of the eye. Through presentations and discussions of the latest research findings, at congresses such as these, I am confident further progress in this field will be made.

Just a few days ago, I heard from Dr. Kazuyuki Sasaki that he and Professor Frederick T. Fraunfelder, a keynote speaker today, played a vital role in the establishment of this congress.

Dr. Kazuyuki Sasaki is a Professor Emeritus of Kanazawa Medical University and the father of President Hiroshi Sasaki.

As the president of Kanazawa Medical University, I am

founding in 1972.

At the heart of our university is the concept: “Respect for Life.” We support this concept with three actions:

1) to develop good doctors

2) to advance medical knowledge and skills

3) to contribute to humankind

Now I would like to tell briefly about Kanazawa Medical University. The chairman of the board of directors is Dr. Noboru Takekoshi, and I, Shogo Katsuda, am the current president.

Our university consists of a School of Medicine, a School of Nursing, a University Hospital, a Graduate School, and a Medical Research Institute.

Our university hospital has 835 beds and employs 1,900 physicians, medical staff, and office workers.

Finally, I would like to express strong hope that your academy will continue to prosper and that our institutions will create firm bonds into the future.

I also hope that many of you will get the chance to visit Kanazawa.

Thank you again and best wishes.

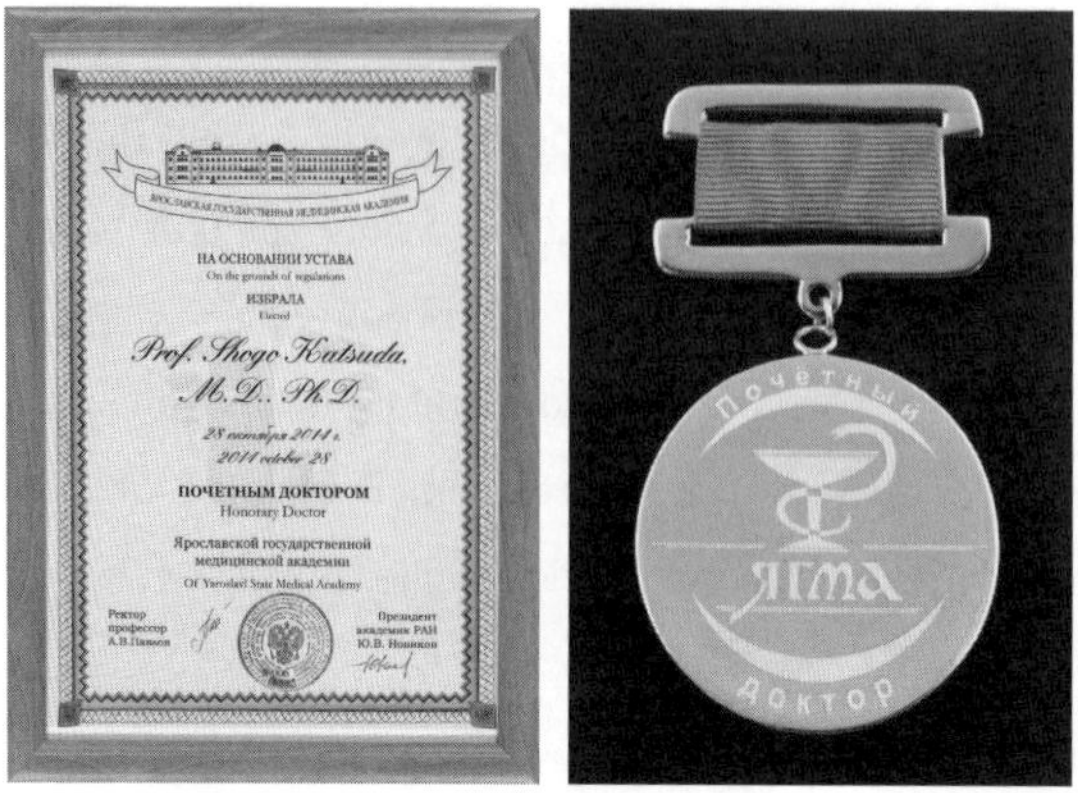
НА ОСНОВАНИИ УСТАВА
ИЗБРАЛА
Prof. Shogo Katsuda,
M.D., Ph.D.
ПОЧЕТНЫМ ДОКТОРОМ
Honorary Doctor
Ярославской государственной
медицинской академии
Of Yaroslavl State Medical Academy
Почетный
ЯГМА
доктор

パブロフ（Pavlov）学長から筆者に授与された「Honorary Doctor（名誉博士）」の称号と勲章

Congratulatory Address at the 70th Anniversary of the Founding of Yaroslavl State Medical Academy
November 20, 2014

It is a great honor for me to be invited to the 70th anniversary of the founding of Yaroslavl State Medical Academy. On behalf of Kanazawa Medical University and myself, I would like to extend sincere congratulations to you on this happy occasion.

The association between your academy and our university started in 2006. In 2009, Rector Alexey Pavlov and former Kanazawa Medical University Chairman Koichi Yamashita exchanged an official agreement for academic exchange.

Your academy is our first and only partner in Russia, and we take extra pride in this relationship because of the importance of international academic cooperation between Russia and Japan.

So far, Professor Kasin and several promising Russian endoscopists have visited our university and worked with Professor Ito. We hope that these visits are contributing to the endoscopic field and look forward to future collaborations with our Russian colleagues.

At the visiting endoscopist's conclusion ceremony, I presented certificates of completion to each doctor. I was impressed by your doctors' excellence as physicians and also by their outstanding human qualities.

Creating high quality, compassionate doctors has been a part of Kanazawa Medical University's philosophy and mission since its

〔学外メディア掲載記事〕

学都屋台食談　Vol. 5
いつか訪れるチャンスのために努力を

（2014年12月8日、北國新聞　朝刊）

金沢で過ごす学生生活の意義や仕事観・人生観を、石川県に拠点を構える企業経営者や大学学長らが講師となり、講師の経験をもとに学生と語る「学都屋台食談」が十一月八日から十五日にかけて、金沢市の片町中央味食街で開催されました。今年で九回目を迎え、講師一〇人と県内の大学に通う学生五〇人が和やかに繰り広げた食談で、講師が学生に熱く語られたメッセージを紹介します。

第五回は勝田省吾・金沢医科大学学長。

信頼関係を築くためには　地域の人たちと交流を

金沢医科大学は、建学の精神の中で「良医を育てる」ことを目標としています。私が思い描く良医とは、患者さんから信頼される医師のことです。医療は、サイエンス（知識・技術）とアート（実践の技・医の心）で成り立っています。例えば、がんと診断することはサイエンスの分野であり、患者さんにがんを告知することはアートの分野なのです。医師には、病気を治すだけでなく、患者さんの痛みを理解し、寄り添う心が求められています。

患者さんと信頼関係を築ける医師でなければ、真の医療を提供することはできません。これは、医療の現場に限ったことではなく、人生を送る上で人と人との信頼関係を築くことは大切です。百人に百通りの考え方があります。他人に自分の考えを伝え、理解してもらうには、〝説得する力〟が必要です。金沢は、都会とは違って地域の人たちの絆が強く、学生時代に地域の人たちと積極的に交流することが、その力を伸ばす絶好の機会となります。

外国で生活することが自分の殻を破る機会に

自分の人生を振り返ったときに転機といえる出来事は、アメリカに留学したことです。アメリカには自由な気風があり、どちらかといえば保守的な環境で育った私の心に大きな変化をもたらし、さまざまなことに失敗を恐れずに挑戦できるようになりました。

中世のヨーロッパでは、「旅に出るのが一番の教育」だといわれていました。住んでいる土地を離れ、言語や文化が違う人と接するとき、人はさまざまな困難に直面します。そのような厳しい環境に置かれることで、人間が大きく成長すると考えられていたわけです。最近の若者は、内向き志向が強いといわれていますが、皆さんには一度海外で生活してみることをお勧めします。金沢医科大学の学生たちには、大学院を修了したあと、二年間は好きな国で研究に没頭しなさいと勧めています。価値観が異なる外国で生活することは、今までの自分の殻を破る機会になります。若ければ若いほど、そのような機会が人生の転機になることでしょう。

手本となる人を見つけて目標を明確に定める

私は高校時代、受験に失敗し、一年間の浪人生活を過ごしました。でも、浪人したおかげで、自分が成長するきっかけをつかんだと捉えています。時間を見つけて読書に没頭し、その中で三人の師を得ました。科学者としてのラジウムを発見した「キュリー（M. Curie）夫人」、人間としての武者小路実篤の小説に登場する「真理先生」、リーダーとしての忠臣蔵の「大石内蔵助」です。この三人は、今でも私の人生の手本です。自分の将来を考えるとき、手本となる人を決めて明確なイメージを持てば、自分が何をしなければならないのかがはっきり見えてきます。

有名な細菌学者であるルイ・パスツール（L. Pasteur）は「チャンスは準備した人の所に来る」という言葉を残しています。人生には必ずチャンスがやってきます。いつチャンスが訪れてもいいように、日々、努力して幅広い教養と深い専門性を身に付けておいてください。そして、誠実で謙虚さがあり、何事にも感謝する心を忘れなければ、人生を豊かに過ごすことができます。

体力、知力、人間力を磨く

（2014年12月12日、平成26年度学生表彰授与式挨拶）

このたび、平成二十六年度学生表彰を受けられた七団体と個人一五名の皆さんに心からお祝いを申し上げます。本当におめでとうございます。

皆さんはそれぞれ、スポーツの分野で優秀な成績を収め、また、地域保健や地域の活性化に貢献されました。皆さんの活躍は本学にとっても大変名誉なことで嬉しく思っております。

今回の表彰は皆さんが目標に向かって、日々努力してきた結果であり、高く評価したいと思います。これまでの活動によってフェアプレーの精神を培い、友情を育み、チーム全体で励まし助け合い困難に立ち向かってきた経験は、これからの人生において一人ひとりの成長に大きく役立つものと思います。

これからもそれぞれの分野で一層努力し、勉学にも励み知力と体力そして人間性を備えた良き医療人となることを心から期待しております。皆さん、本当におめでとう。

〔学外メディア掲載記事〕

ステークホルダーと共に大学を創る

（2015年、日本医事新報　炉辺閑話　No.4732）

今、実質的な教育改革をする上で重要性が指摘されていることが、大学とステークホルダー（利害関係者）との連携・協働です。最近、文部科学省も社会のステークホルダーの信を得られる質の高い大学を保証するシステムの確立を目指しており、ステークホルダーとの連携・協働は大学にとって重要な課題であるといえます。

大学の使命は、教育（知の継承）、研究（知の創造）、社会貢献であり、それぞれの使命によって異なるステークホルダーを有しています。さまざまなステークホルダーのニーズや期待と大学の理念・目的とを調和させて特色ある大学を創り上げることが求められています。

私は、大学の最も重要な使命は社会に貢献できる人材の育成であり、その根幹は教育であると考えています。そういう意味において、大学にとって最も重要なステークホルダーは大学で学ぶ学生であり、学生の保護者と卒業生も主要なステークホルダーです。大学の将来に深く関わる高校生と保護者もステークホルダーになります。医療機関や産学連携の対象となる企業、そして地域社会はもちろん、広く社会一般もステークホルダーになるのです。

学習者中心の教育改革を考えるにあたって、教職員だけでなく、実際の教育を受けている学生や保護者、それぞれの大学で教育を受けて学内外で活躍している卒業生の意見を聞くことも大切なことです。卒業生が母校の教育にどれだけ満足していたのか、医療人の立場から現在、そして、将来どのような教育が求められているかなどニーズをくみ取り、外部の視点を改革に反映していくことが重要です。

ステークホルダーから最も信頼される教育は「学生一人ひとりの力を伸ばす教育」であり、「社会に貢献できる人材を育成する教育」です。学生が満足できる、保護者が安心してご子弟を任せられる、そして、卒業生が「この大学で学んで良かった」と心から思える、そういう大学でありたいと思っています。これからも大学と、最も重要なステークホルダーである、学生、保護者、卒業生がまさに四位一体となり、社会から評価され、そして信頼される大学を創り上げることに努力していきたいと思っています。

医師として輝く人生を

（2015年3月5日、金沢医科大学女医会ならびに女性研修医交流会挨拶）

水月会設立二十周年おめでとうございます。そして、記念の交流会にお招きいただき誠にありがとうございます。皆さまには日頃、本学の教育・診療・研究にご尽力いただきあらためて、お礼を申し上げます。

今年の本学の一般入試では、過去最高の三、三九三名の志願者がありました。定員が七〇名で倍率はおよそ四十八倍。昨年より四五〇人も増えました。うち一八六人が女性志願者で、皆さまの日頃の活動が女性志願者増、女性の人材確保につながっているものと大変感謝しております。

女性は、特有の身体・精神面での健康保持に気を配り、そして出産、子育てをしながら医師としての仕事をしなければなりません。水月会では、日頃素晴らしい女性になるために健康を守る対策も講じられており、今後、皆さんが歩んでいく人生において大きく役立つものと思います。皆さんには、先輩、後輩お互いに信頼し合い、助け合い、頼り、頼られ、任す、任せられる良い関係を築いていただきたいと思います。そして、医師としての仕事、家庭の仕事、どちらか一つ選ぶのではなく、むしろいくつかのことを同時にやることで、ストレス解消、気分転換を図りながらぜひ両立を目指して、引き続き、教育・診療・研究に励んでいただきたいと思います。

皆さま一人ひとりが医師として輝く人生を送られることを願っております。金沢医科大学の発展には水月会の皆さまのご理解とご協力が不可欠です。私も学長として皆さまが働きやすい環境作り、雰囲気作りに努力していきたいと思っております。

最後に、皆さまの今後のご活躍を祈って私の挨拶とさせていただきます。

世界に誇る「美しい医療」（2015年7月26日、平成二十七年度石川県医師会医療功労者表彰式祝賀会挨拶）

このたび、平成二十七年度石川県医師会医療功労者表彰を受けられた皆さま、誠におめでとうございます。心からお祝いを申し上げます。

表彰された皆さまは長年にわたり地域医療の現場で住民の健康を守り、地域医療に大きく貢献されました。皆さま方のご功績に対して心から敬意を表し、感謝とお礼を申し上げます。

今、我が国の医療を取り巻く環境は厳しく、医師不足、医師の地域・診療科偏在、二〇二五年問題、財政問題など多くの課題を抱えております。国民の幸福の原点は健康にあり、安心・安全の医療のない所では人々は暮らしていけません。医療こそ地域再生・地域創生の要であります。

医療の現場では、高齢化の進行や県民の医療に対するニーズが多様化しており、医学・医療に携わる人のみならず、社会全体として力を合わせて取り組むことが求められます。海外から見ると日本の医療は類い稀な「美しさ」があるといわれております。美しい医療は医療に関わる人たちの思いやりの心、豊かな心、そして奉仕の精神と献身的な努力から生まれます。これからも世界に誇る日本的な医療によって県民一人一人の健康が守られることを願っております。

最後に、石川県民と共に歩む石川県医師会のますますのご発展と地域医療の充実、そして皆さまのご健勝を心から祈念申し上げてお祝いの言葉とさせていただきます。

バーモント大学（米国）レナード教授および木田正俊教授ご夫妻歓迎会挨拶（2015年10月21日）

Greeting Speech at the Welcome Party for Dr. Debra G.B. Leonard, Dr. Masatoshi Kida, and Mrs. Kida
October 21, 2015

Good evening,

It is a great pleasure to welcome Prof. Leonard, Prof. Kida, and Mrs. Kida here tonight.

First of all, I would like to say thank you for all of your contributions to develop the relationship between Kanazawa Medical University and University of Vermont.

Starting in 2001, many students, a total of 64 of our students and residents, and 17 of your students have participated in the exchange programs in Uchinada and Vermont.

Thanks to Prof. Kida, his colleagues, and Mrs. Kida, after finishing the training programs in Vermont, every KMU student came back with high motivation towards their international goals and future activities.

Every student from Vermont gave a positive influence on KMU students through the training program and other activities during their stay. We are accepting two students from Vermont in December, this year, and are very excited about it.

I would like to express our thanks to Prof. Leonard for visiting our university for the first time and giving a lecture on Cancer Genomics at our university tomorrow. I hope this visit will be a good opportunity for you to know more about our university and for further development of our relationship.

Finally, I will be extremely pleased if we can spend an enjoyable time together and deepen our friendship at this party.

Thank you.

高い志をもって人生を歩む

（２０１６年3月15日、北陸大学卒業式祝辞）

皆さまの北陸大学と姉妹校提携を結ばせていただいております金沢医科大学を代表しまして、お祝いの言葉を述べさせていただきます。

本日、平成二十七年度北陸大学卒業証書・学位記および修了証書授与式を迎えられた皆さま、これまでの皆さまのご努力に対して敬意を表するとともに心よりお祝いを申し上げます。また、この日を待ち望んでおられたご両親、ご家族の方々に心からお慶びを申し上げます。皆さんは北陸大学の自然あふれる環境と充実した教育環境で学び、そして、歴史と伝統・文化を育んできた学都・金沢の地で自己の形成に努められました。卒業にあたり、このことに誇りを持って新たな一歩を踏み出していただきたいと思います。

さて、薬学部の卒業生の皆さん、皆さんは医療の高度化・多様化、高齢化社会が進む中で、医療安全という社会のニーズに応えるために平成十八（二〇〇六）年にスタートした六年制薬学教育を受けられました。先輩薬剤師の方々は医療現場で活躍され、「質の高い薬剤師」として社会から高く評価されております。皆さんも使命感と責任感を持って薬剤師の道を進まれることを願っております。

ご存知のように医療は医師のみで完結するのではなく、薬剤師、看護師などの多職種の連携と協働で行うチーム医療の時代です。多職種の専門職がそれぞれの専門性に応じた役割を果たし、相互に連携することによって患者さんに最良の医療を提供することこそがチーム医療のコンセプトです。薬剤師は、チーム医療の中で薬のプロフェッショナルとしての役割がますます大きくなっており、「薬のことは薬剤師に任せる」という時代になってきています。薬剤師の持っている知識や技能を医療の中で生かすには、患者さんを中心に医師や看護師とのチームワークで対応していくことが求められます。そのためには深い人間理解と豊かな人間性に基づく、コミュニケーション能力が必要です。医療の現場で仕事をされる方は、常に患者さんに寄り添い、顔の見える存在となり、薬のことなら何でも相談できる薬剤師として、十分に役割を果たされることを期待しております。そして、薬剤師としての喜びや感動を体験してください。

今、医学・薬学の研究が飛躍的に進歩し続けており、皆さんは医療を担う薬剤師として、時代に即した役割を果たしていくために「学ぶ心」、「知的好奇心」を失わず、常に自分の専門的能力の向上を目指して学び続けていただきたいと思います。健康は人間の幸福にとって最も基本的な条件です。「薬」を通して人々の健康・幸福に貢献してください。

未来創造学部の卒業生の皆さん、皆さんが学ばれた未来創造学部は幅広い教養と優れた英語、中国語の実践語学力を身に付け、グローバルな視野を持って、二十一世紀の社会を切り拓くことのできる人材の育成を目標とすると伺っております。今、世界の国々はＩＴ化・グローバル化が一段と加速する中で、国のアイデンティティ、地方の文化・伝統といった地域性をいかに維持し、発展させるかが問われています。我が国は、今、大きな変化の時代を迎えており、急速に進む少子超高齢化、地方創生、安心・安全な社会の構築、地球規模の環境やエネルギー・資源問題など多くの課題があります。これからの社会で求められるのは、グローバルな視点や、情熱と行動力を持って、難しい時代にチャレンジできる「toughness たくましさと、resilience 柔軟性」を備えた人材です。常に未来を見据えて変革へのモチベーション、豊かな発想と独創性を持って、今までにない新しい分野に挑戦し、新たな価値のあるものを創り出していってほしいと思います。国際社会の一員として、そして日本人としてより良い社会の実現に向けて貢献されることを心から願っております。

留学生別科の修了生の皆さん、皆さんは母国を離れ北陸大学で学び、そして、この金沢で学生生活を送られました。最初は不安もあったでしょうが、北陸大学の素晴らしい先生方のご指導、そして皆さん自身の努力によって、今では、自信が生まれ、日本の文化にも精通し、大きく成長されたことと思います。そして、皆さん一人ひとりの個性が確立されていることでしょう。私は、これからも皆さんが強い意志を持って自らの道を切り開き、世界を舞台に活躍されるものと信じております。北陸大学で身に付けたことを土台に、さらに多様な経験を積み、夢の実現に向かって、これからも頑張ってください。そして、日本と皆さんそれぞれの母国の架け橋として活躍されることを期待しております。

最後に、卒業生の皆さん、これまで温かく導いてくださった方々に心から感謝し、より高い志と目標を掲げ、これからの人生を歩んでいただきたいと思います。

皆さん一人ひとりの明るい未来が限りなく開けていくことを心から願って、私の祝辞とさせていただきます。

皆さん、ご卒業、本当におめでとうございます。

学術交流の一層の発展を

（2016年6月17日、中国外交官金沢医科大学訪問歓迎挨拶）

このたび、中国駐日本国大使館から広報部の王艶（Wang Yan）一等書記官、政治部の李偉（Li Wei）

二等書記官を金沢医科大学にお迎えすることができました。お二人のご訪問を心から歓迎いたします。

金沢医科大学は昭和四十七（一九七二）年、日本海側で唯一の私立医科大学として、ここ内灘の地に設立され、今年で四十四年目に入り、次の節目である五十周年に向かって歩み続けております。本学の建学の精神は「人間性豊かな良医の育成」で、これまで三、九〇〇名の卒業生を送り出し、医学・医療界で活躍しております。また、平成十九（二〇〇七）年に看護学部が開設され、今年十周年を迎えます。卒業生は本学の病院をはじめ全国各地で活躍しております。

本学はこれまで、アジアおよび欧米の大学との学生および研究員の交流に力を入れてきました。とくに中国の華中科技大学同済医学院、中国医科大学および中日友好病院と昭和六十（一九八五）年に姉妹校提携協定を結びました。今日まで中国から三〇〇名の留学生・研究員を受け入れ、多くの研究成果を挙げ、また、強い友好関係を築いてきました。中国からの留学生・研究員が本国に帰り、各大学や病院で活躍し、重要な地位についておられることが本学の大きな誇りとするところです。

現在では、中国の他の大学からの留学生も増えてきております。さらに平成二十五（二〇一三）年より華中科技大学同済医学院看護学生が本学看護学部において看護実習を行っています。これからも人と人との連帯、心と心の触れ合いを大事にしながら貴国との学術交流や医療の分野での交流を一層深めたいと思っております。

限られた時間ですが、大学および病院を見学していただき、また、明日貴国からの留学生と意見交換をしていただき、金沢医科大学を少しでも理解していただければ幸いです。

あらためて、歓迎の意を表して、私の挨拶とさせていただきます。

大学と「さくら会」の連携を一層強化する

（２０１６年7月31日、看護学部後援会さくら会総会挨拶）

看護学部後援会さくら会の総会にあたり、一言ご挨拶を申し上げます。さくら会の皆さまには、日頃金沢医科大学に対しいろいろの面でご支援、ご協力をいただき心よりお礼申し上げます。また、看護師等国家試験対策に格段のご支援を賜り重ねてお礼申し上げます。

金沢医科大学看護学部は、本年春に六八名の第六期卒業生をめでたく輩出し、二月に行われた国家試験では、卒業した六八名全員が看護師国家試験に合格し、助産師は六年連続全員合格しております。保健師は一名が不合格となりましたが全国でもトップクラスの国家試験合格率を維持しており、大変名誉なことと思っております。これも学生たちの努力に加えて、看護学部の先生方の熱心なご指導と、保護者の方々の大きな支えの賜物と、深く感謝申し上げる次第です。

また、今年は、第一学年七六名、第三学年次編入生一名の計七七名を迎えました。同時に、高度看護専門識者、教育者、研究者を育成し地域社会に貢献することを目的に開設した大学院（看護学研究科）では七名（定員六名）の学生を迎えました。このように卒業生の輝かしい活躍や、大学院を開設したことにより大学としては社会的評価が一段と高まったことと思っております。

一方で、北陸においての看護系大学の環境は著しく変化しており、平成二十七（二〇一五）年に石川県白山市の金城大学に看護学部が新設され、平成三十年度には石川県小松市に看護学科を有する公立小松大学、平成三十一年度には富山県立大学に看護学部が新設される予定です。受験者数など本学への影響は少なからずあると思われ、今後の動向を注視すると同時にさらなる教育の質の向上を目指す所存でございます。

さて、看護学部後援会さくら会は、開設二年後の平成二十一（二〇〇九）年十一月に発足し、今年で七年が経過しました。さくら会は、会則で、学生生活や課外活動支援の向上と大学の発展に寄与することを目的とするとうたわれております。

近年の大学教育は、国公私立を問わず、保護者と一体となった連携体制が重要視されております。本学は私学でもあり、保護者の皆さまと、大学および教員の緊密な連携のもと、きめ細かい指導を行うことを最重要な命題と捉えております。その意味で、さくら会の皆さまの協力は、欠かせないものであり、大学側としても、このような機会を捉えてご父兄の方々と交流を図り、厚い信頼のもと、より良い教育体制を築いていく所存でございます。

最後に、このような機会に日頃お子さま方が学んでいらっしゃる校舎をごゆっくり見学され、また、教員と忌憚のない意見交換をされ、ゆるぎない信頼関係のもとに、全学生が入学時の希望を貫徹し、めでたく卒業されることを祈念して、本日の挨拶といたします。

（2016年、金沢医科大学報第166号）

Special Thanks に選出されて

卒業式・卒業記念パーティーが行われた三月五日は忘れることのできない一日になりました。卒業式では、卒業生一人ひとりに卒業証書を手渡しながら、これまでの一年間のさまざまな出来事が思い浮かんできました。四月一日のオリエンテーションで、「医師国家試験という試合に臨む金沢医科大学チーム、皆で力を合わせて全員国試に合格しよう」、「やればできる、必ずできる」と激励したこと、スチューデント・ドクター医局で真剣に勉強している姿、卒業予定者全員で「ゴール目指してガンバロー」と誓ったこと、国試最初の二月六日の朝、元気に出発していった姿など忘れられません。

卒業記念パーティーで思いがけず、「Special Thanks」に選出され、法被《はっぴ》をいただきとても感激しました。右衿には「金沢医科大学」、左衿には「第十一代目学長」と文字が入っており、卒業生の皆さんの気持ちを本当に嬉しく思いました。一生大切にしていきたいと思っております。卒業生の皆さんに、心からの感謝の気持ちを表したいと思います。

皆さん、本当にありがとう！そして、皆さんの輝かしい未来を心から願っております。

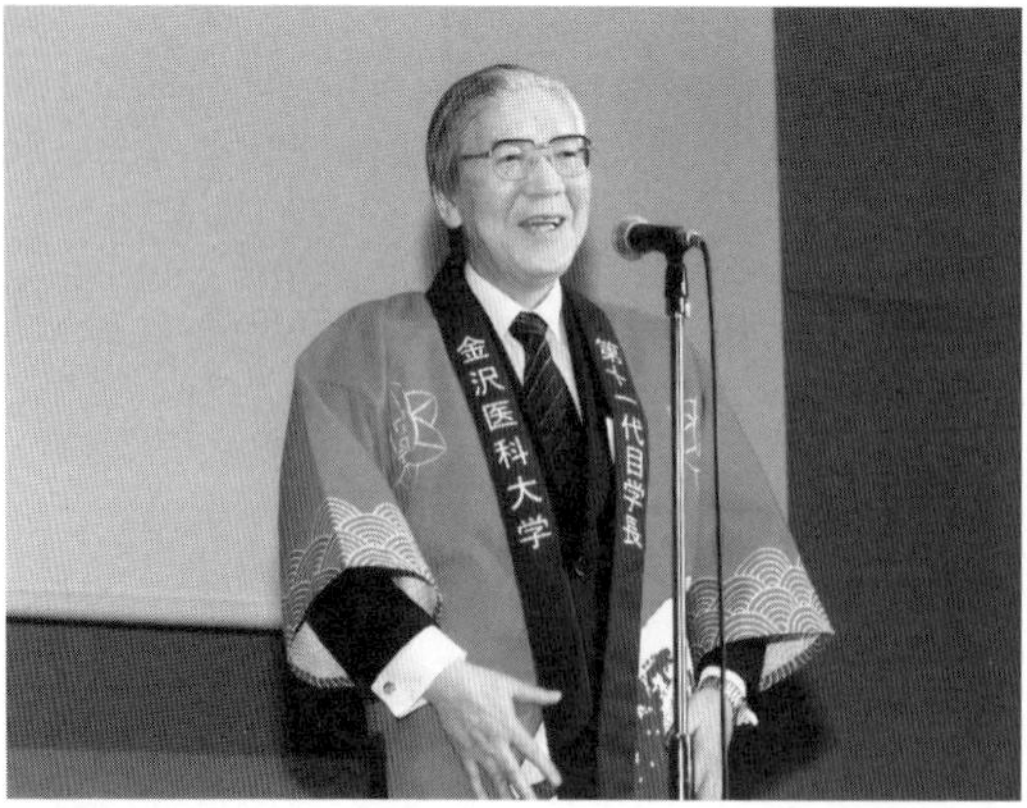

卒業記念パーティーにて

第六章　学長退任の挨拶

金沢医科大学の一層の発展を願う

（2016年、金沢医科大学報第168号、学長退任の挨拶）

このたび、平成二十八（二〇一六）年八月三十一日をもって学長を退任いたしました。六年間、多大なご支援・ご協力を賜りましたすべての皆さまに心からお礼申し上げます。

私は平成六（一九九四）年七月金沢大学医学部から本学医学部病理学第二講座主任教授として着任いたしました。以来、十六年間、歴代の理事長、学長の下で教務部副部長、大学院医学研究科運営委員長、総合医学研究所副所長、研究推進会議委員長、国際交流センター長、学長補佐、副学長など教育・研究・国際交流、そして管理運営に関する多くの仕事をさせていただきました。そして、これらの仕事を通して本学のいろいろな部署の教職員の方々とつながりを持つことができ、共に本学の充実・発展を目指してまいりました。この間の貴重な経験、人間的触れ合いが私の大切な財産となり、その後の学長職を務める上での基盤になったと思っております。

平成二十二（二〇一〇）年九月一日、当時の山下公一理事長より学長を拝命し、平成二十五（二〇一三）年九月一日、竹越 襄現理事長より二期目の学長を拝命し、六年間学長を務めさせていただきました。

学長就任時、本学は医学部入学志願者の減少、不安定な医師国家試験成績をはじめ多くの課題を抱えておりました。私は、本学のほとんどすべての分野における問題点は、直接的・間接的に医師国家試験成績の不安定に帰着すると考え、学長として取り組まなければならない最重要課題は、六年間の医学教育の改善とその教育の成果としての医師国家試験の合格者数と合格率を毎年、高い水準に維持することであると考えました。本学の第一の使命は、学生を育てることであるとの原点に立ち、六年一貫教育の中で学生が各学年で学ぶべきことを確実に習得し、着実に成長できる教育の実現に努めてまいりました。学長就任後、新たに教務部と国試対策室を設置しました。山下前理事長の発案で第六学年に対して、スチューデント・ドクター医局が設置され、多くの教員のご協力の下、新しい体制での医学教育、国試対策がスタートしました。学部教育では、まず六年一貫統合型カリキュラムにおける主要な課題、①臨床実習の充実、②ユニット制・ＰＢＬ（問題基盤型学習）の見直し、③初年次教育についての改善を教務部にお願いいたしました。学部教育は医師になるための「基盤形成の六年」と位置付けられており、私は最初の一年は、まさにその土台作りであると考え、一般教育機構の先生方と共に、初年次教育の充実に努めてまいりました。

その後、大学の教育機能を強化し、教育の質を保証することが社会からの大学に対する喫緊の要請となりました。とくに、「大学が学生に何を教えたか」を問うのではなく、「学生が何を身に付けたか（アウトカム）」という結果重視型カリキュラムが求められるようになり、教務部を中心に全学的に取り組み、本学の教育のさらなる充実に努めてきました。教育の成果としての医師国家試験成績は、学長二年目の第百六回国試では新卒者の合格率九三パーセントとなり、既卒者と合わせて全国最多となる一二七名の合格者を出すことができました。しかし、学長三年目の第百七回国試では新卒者の合格率七四パーセントとなってしまいました。Ｖ字回復を図るべく竹越理事長にお願いし、教育学習支援センターを設置していただきました。堤　幹宏センター長のもと、本学卒業生を中心とした教員による指導・支援体制を強化し、きめ細かい個別指導に取り組みました。学長四年目の第百八回国試では新卒者の合格率九五・二パーセント、そして既卒者と合わせた合格者数も一一九名と全国最多となり、Ｖ字回復を果すことができました。第百九回の国試でも新卒者合格率九三・八パーセント、そして、学長最後の第百十回国試では新卒者の合格率九六・七パーセントと過去最高でありました。六年前の学長就任時にいただいたいろいろな課題、①医学部入学志願者を増やすこと、②研修医の確保、③大学院の充実と大学院生の確保、④看護学部の充実・発展、⑤総合医学研究所の充実、⑥研究の活性化、⑦科学研究費採択件数・獲得金額の増加などについても一定の成果を挙げることができました。とくに、入学志願者は六年連続して増加し、平成二十八年度の志願者は四、一五四名となり大変嬉しく思っております。

　私は本学が目指すべき大学像は、学生の「自信と誇り」を育む大学、教育（知の継承）と研究（知の創造）が調和した品格のある大学、そして、社会から信頼される大学であると考え、その実現に向かって努力してきました。私と共に目標に向かって歩んでいただいた本学の教職員の皆さま、そして学生諸君に心から感謝いたします。

　これからも競争的環境の中で「個性が輝く大学」として一層発展していくことを心から願って、私の退任の挨拶とさせていただきます。本当にありがとうございました。

図11　医学部入学志願者数推移（平成17～28年度）

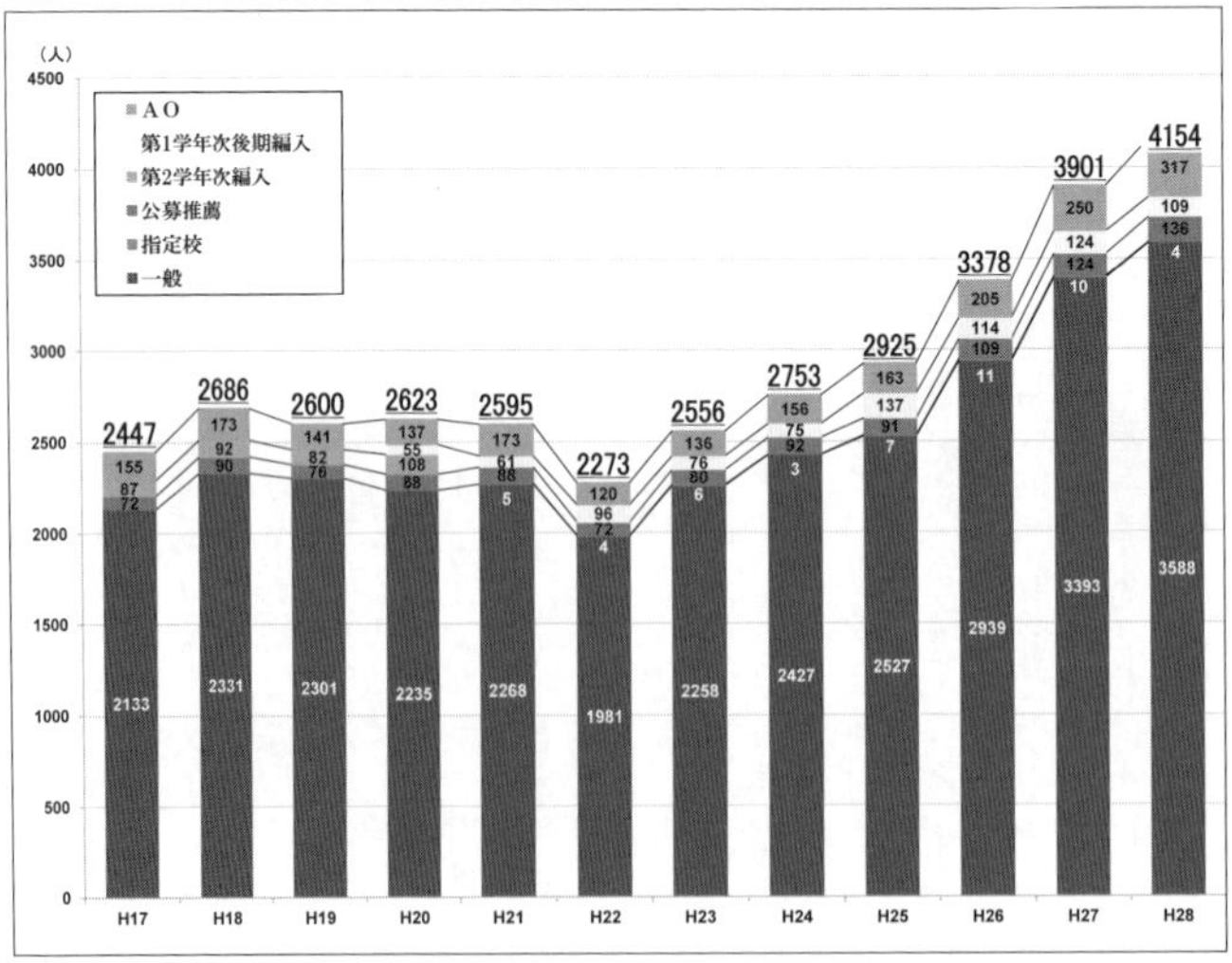

※図11は、本項の本誌掲載にあたって加えた資料である

参考文献

序文に代えて（歴史を継承し、未来を創る）
・金沢医科大学十年史編集委員会編『金沢医科大学十年史』（一九八三年）
・金沢医科大学二十年史編集委員会編『金沢医科大学二十年史』（一九九二年）
・金沢医科大学三十年史編集委員会編『金沢医科大学三十年史』（二〇〇三年）
・加我君孝、高本眞一編『医の原点（第一集 サイエンスとアート）』（金原出版、二〇〇二年）、三頁

第一部
第二章
・大学教務研究委員会編著『大学院運営ハンドブック（一九九九年度版）』（日本私立大学協会、一九九九年）、一八三－一八九頁

第三章
・21世紀の大学像と今後の改革方策について－競争的環境の中で個性が輝く大学－（大学審議会答申、一九九八年）
http://www.mext.go.jp/b_menu/shingi/old_chukyo/old_daigaku_index/toushin/1315917.htm

・天野郁夫『大学―変革の時代』（東京大学出版会、一九九四年）
・大学セミナー・ハウス編『続 大学は変わる　大学教員懇談会10年の軌跡』（国際書院、一九九五年）
・二〇一〇大学改革研究会『大学改革二〇一〇年への戦略』（ＰＨＰ研究所、一九九六年）
・喜多村和之『大学は生まれ変われるか　国際化する大学評価のなかで』（中公新書、二〇〇二年）
・根岸正光、山崎茂明編著『研究評価―研究者・研究機関・大学におけるガイドライン―』（九善、二〇〇一年）

第二部

第一章

・R.M. Harden and N. Stamper, "What is a spiral curriculum?" Medical Teacher, vol. 21, (1999), pp. 141-143.
・田邊政裕『アウトカム基盤型教育について』（二〇一一年七月三〇日、第二十六回金沢医科大学医学教育に関するワークショップ基調講演）
・姜　尚中『リーダーは半歩前を歩け―金大中というヒント』（集英社新書、二〇〇九年）、三五頁、一七四頁
・奥島孝康『グローカル・ユニバーシティ　早稲田大学の改革Ⅱ』（早稲田大学出版部、二〇〇二年）、一五八頁

・澄川喜一「感性教育」、『大学革命』（藤原書店、二〇〇一年）、一八一―一八四頁
・吉野裕子『十二支　易・五行と日本の民俗』（人文書院、二〇〇四年）、一〇九―一三五頁
・諸橋轍次『十二支物語』（大修館書店、二〇〇一年）、一二七―一四一頁

第二章

・小田島粛夫『良医を育てる　ある私立医科大学の挑戦』（金沢医科大学出版局、二〇〇一年）
・早野ZITO真佐子『私は見た！ルポ看護という仕事』（日本看護協会出版会、二〇一〇年）、二八四―二八六頁
・日野原重明「医のサイエンスとアート―医学のいのちへのかかわり―」、加我君孝、高本眞一『医の原点（第一集サイエンスとアート）』（金原出版、二〇〇二年）、九―三八頁
・濱田純一『東京大学　知の森が動く』（東京大学出版会、二〇一一年）

第三章

・モデル・コア・カリキュラム改訂に関する連絡調整委員会、専門研究委員会『医学教育モデル・コア・カリキュラム―教育内容ガイドライン―』（平成二十二年度改訂版、二〇一一年）
・全国医学部長病院長会議『学生の学力低下問題に対するWG報告』（二〇一一年五月）

第五章

・日野原重明「医のサイエンスとアート－医学のいのちへのかかわり－」、加我君孝、髙本眞一『医の原点（第一章 サイエンスとアート）』（金原出版、二〇〇二年）、二四頁

参考にさせていただいた著書から学ぶことが多く、著者の皆さまに心からお礼を申し上げます。

あとがき

私は昭和二十（一九四五）年石川県石川郡石川村（現白山市）の農家に生まれました。子どもの頃は田んぼや川で遊び、周りに家畜やいろいろな生き物がおり、四季折々の草花の満ちた自然の中で育ちました。昭和三十三（一九五八）年三月、石川小学校を卒業するにあたって担任の宮田伊治先生から、はなむけの言葉「あげひばり　あがれるところまであがれ」をいただきました。当時、春の晴れた日には空高く舞い上がってさえずっているひばり（揚げひばり）をよく見かけました。このはなむけの言葉は、「力の限りを尽くす」という意味で、私はこの言葉に「初心」を重ね合わせて、今日まで歩んできました。

高校時代には人生訓となる言葉に出合いました。国民的大作家の吉川英治の「我以外皆我師」（われ以外みなわが師：私以外の人、動物、植物、大自然すべてが成長へと導いてくれる師であるという意味）です。小学校から高校時代は、私の人生の原点が育まれた時であったと思っています。

金沢大学医学部を卒業後、金沢大学大学院医学研究科病理学第一に進み、梶川欽一郎教授の下で「動脈硬化の病理学的研究」に携わり、医学博士の学位を取得しました。梶川先生の学問に対して妥協を許さない厳しいご指導は、私の心に一本のしっかりした「芯」を作ってくださいました。中西功夫教授の下で助教授として十一年間、教室員が一体となって教室を作り、発展させていくプロセスの中で多くのことを学びました。金沢大学での経験が、私の大学人としての基礎・土台となったと思っています。

平成六年（一九九四）年七月金沢医科大学に着任し、「次の世代を教え、育て上げるのが仕事」と考え、病理学は医学の生涯教育の根底をなすものであるとの使命感を持って教育にあたってきました。着任二年後より、当時の小田島粛夫学長そして竹越　襄学長から本学の教育・研究、管理運営に関する多くの仕事を与えていただき、最後には思いも寄らなかった学長職を六年間務めさせていただきました。学長在任中は一貫して私立医科大学としての最重要課題は、学習者中心の教育改革とその成果である医師国家試験成績を安定した高い水準に維持することだと考えてきました。しかし、良い教育には優れた研究の裏付けが必要であり、私の心にはいつも「教育」と共に「研究」がありました。

本書には私の金沢医科大学での二十二年間のことが書かれています。とくに学長在任の六年間は大学を取り巻く環境はますます厳しくなってきており、大学自らの改革がこれまで以上に求められる時期でした。私立大学では大学改革の目指すべき方向性は明確であり、創立時の「建学の精神」の実現にあります。本学の改革の課題もまた、新たな時代にマッチした「建学の精神」の実現にあります。教学の責任者として私の原点にあったのは、学生一人ひとりの幸せな人生を第一に考えた「学生のための大学づくり」でした。そして、本学で学んだ卒業生が建学の精神である「人間性豊かな良き医療人」として社会に貢献することでした。私は教育に力を注ぐことは、研究と診療の力も高めるとの信念を持って努力してきました。

私は本書を出版するにあたり、いくつかのタイトル（書名）を考えましたが、最終的には「学生の自信と誇りを育む」としました。学長二年目の医師国家試験で新卒者の合格率九三パーセント、既卒者と合わせて全国最多となる一二七名の合格者を出した時、本学の卒業生の方から「在学生も卒業生も誇りを持って医学の道を歩んでいくことができます」という祝福のメールをいただきました。翌年の学長三年目の医師国家試験で新卒者の合格率が七四パーセントと散々な結果になった時、ある保護者の方から手紙をいただきました。そこには「子どもが誇りを抱いて金沢医科大学に入学させていただきましたが、この結果に自信を失いかけております。（中略）全国からはるばる内灘町に来て学ぶ金沢医科大学をぜひ、毎年のように医師国家試験の上位に押し上げていただけませんでしょうか。それが学生たちや卒業生たちの確たる自信につながると思います」と書かれていました。本学にとって最も大切なステークホルダーである学生、保護者、卒業生の方々の思いや願いが「自信と誇り」という言葉に集約されていると強く感じました。本書のタイトルは、本学で学んだ学生たちが「自信と誇り」を持って、良き医療人として社会に貢献してほしい、という願いが込められています。

本書を構成する文章の中で、第一部・第二章の「大学院改組について」、第三章の「研究の活性化を目指して」、第五章の「金沢医科大学の改革の必要性と方向について」には、各委員会の検討・協議内容を収録しました。この三項目は、本学の将来に大きく関わる重要課題であり、各委員会で本学の発展を目指して精力的かつ真摯に取り組んできたものです。検討して得られた最終結果だけを書き留めるのではなく、課題についての現状の基本認識と問題点、改革の理念や趣旨・目的、結論に至るまでの経緯・プロセスなどを記録として残しておくことが大切と考え、本書に収録しました。検討してきた内容は現在も本学の教育・研究・管理運営に生かされており、大学の質の向上を目指し真摯に努力してきた姿を感じとっていただければ嬉しく思います。

また、本書では教育と医師国家試験について重複する記述が多くありますが、私がいろいろな機会を捉えて教育の改善と医師国家試験成績について述べてきた結果であり、ご理解いただければ幸いです。なお、旧稿を本書に収録するにあたり、修正や加筆・削除した部分もありますが、文意には大きな変更はありません。

本学の初年次教育の改革にあたり金沢工業大学の藤本元啓教授にご助言いただいたことを付記し、心からお礼を申し上げます。

これまでご指導いただいた村上暎二元理事長、小田島粛夫元理事長・学長、山下公一元理事長、竹越襄前理事長・元学長、山本 達および山田裕一元学長、また本書出版の機会を与えていただきました高島茂樹理事長にお礼を申し上げます。本書の文章や内容に及ぶ多くのご助言をいただいた山下公一先生に重ねてお礼を申し上げます。また、本書に収録されている英語の挨拶文については本学一般教育機構（英語）の澁谷良穂教授に校閲を受けました。この場を借りて感謝申し上げます。そして、これまで支えていただいた教職員の皆さまに心からお礼を申し上げます。

出版に際して、資料の収集やデータ処理など本書の作成に協力していただいた出雲淳子課長、法人秘書の坂本友紀子さん、塚田夏生さん、出版局の皆さんに感謝いたします。とくに荒田千聡さんの努力がなければ本書は出版できなかったと思っており、紙上を借りて心より感謝申し上げます。

末筆ながら、本書の編集・出版にあたっては能登印刷出版部の川端千鶴氏にお世話になりました。感謝の意を表したい。

著　者

金沢医科大学
学生の自信と誇りを育む

平成31年3月15日　初版第1刷発行

著　者　勝田 省吾

発　行　金沢医科大学出版局
〒920－0293
石川県河北郡内灘町大学1－1
電話　076－286－2211（代表）

発売元　株式会社紀伊國屋書店

印　刷　能登印刷株式会社

ISBN978-4-906394-54-8

RV選書

金沢医科大学では、
Reverentia Vitae「生命への畏敬」を基本コンセプトとする
書籍をRV選書として刊行しています。